教養と看護

看護の経験を意味づける

対話をめぐる現象学

日本看護協会出版会

しかし私にとっては現実はいつでも、初めてそれを表現しようと試みた時と同じに、無垢であり未知のままである。

——アルベルト・ジャコメッティ

目次

―第1章―

私の看護を再発見する

宮子あずさ×西村ユミ

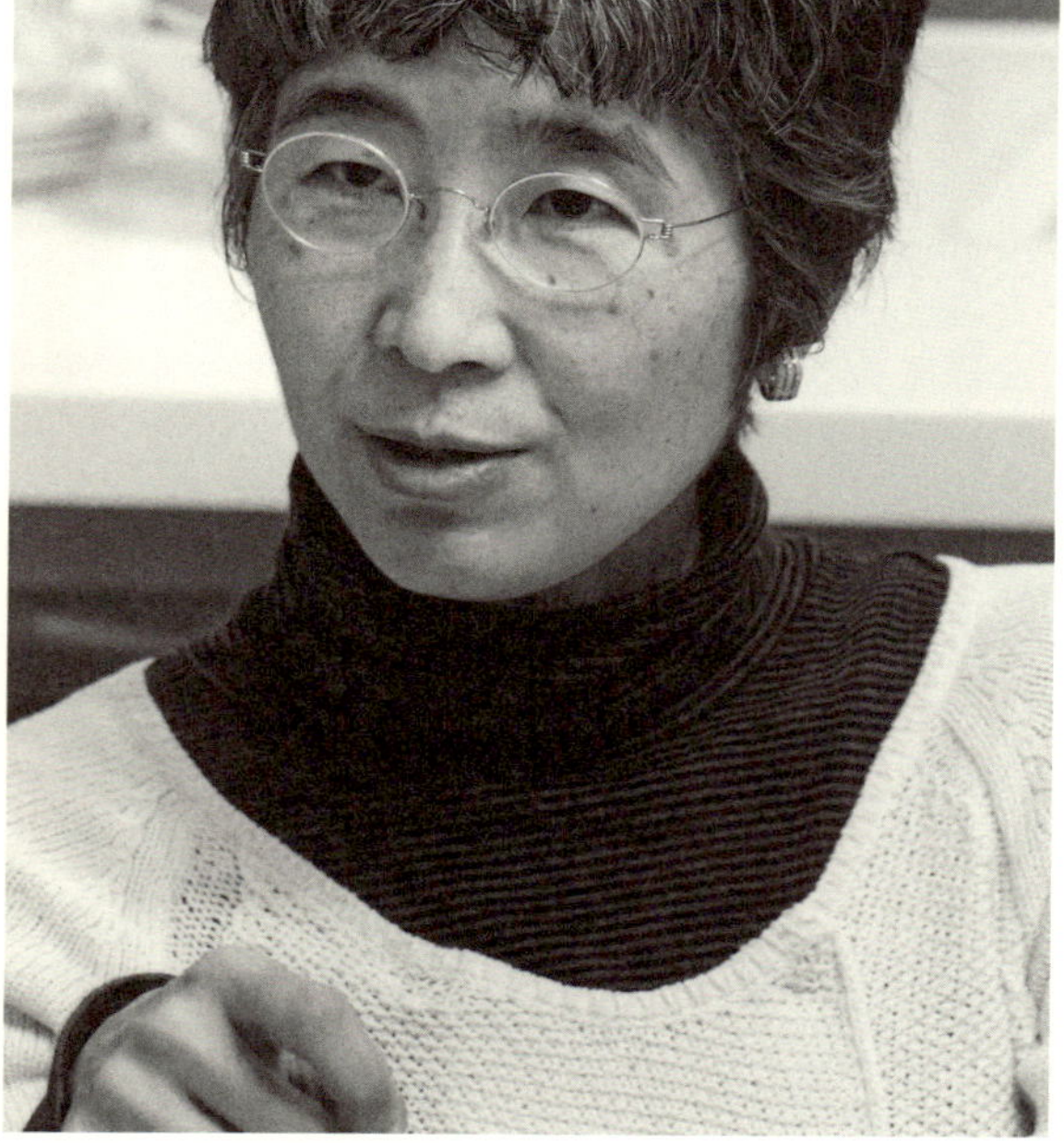

フランスの二人の哲学者、ジャン＝ポール・サルトル（一九〇五〜一九八〇）とモーリス・メルロ＝ポンティ（一九〇八〜一九六一）は、かつてともに雑誌「レ・タン・モデルヌ（現代）」を編集する友人でした。

それぞれにとっての「実存」という問題と向き合いながら、やがて二人の関係は対立していきます。サルトルは自らの「選択」によって現実を変えていこうと、積極的な社会・政治参加をより重視していった一方で、メルロ＝ポンティは、知覚する身体をめぐる独自の現象学を構想していくことになるのです。

自身の看護師としての問いに向き合う時、この二人の哲学者の思想を最大の手がかりとしてきた宮子あずさ氏と西村ユミ氏に、看護師となる以前の自分も振り返りながら、哲学への関心がもたらす自己の「再発見」の素晴らしさについて、楽しく語り合っていただきました。

［1］――身体と肉体

劇場型両親

編集部　いつだったか宮子さんとお話をしていて、「西村ユミさんにとっての〈身体〉って、私の場合は〈肉体〉なのよね〜」とおっしゃったのが面白くて、今日はそれを切り口にしながら、お二人の看護との向き合い方についていて話し合っていただこうと思います。

宮子あずさ　とても唐突に聞こえてしまうと思うのですが、私は若い頃「炭鉱で働きたい」ってかなり真面目に考えていたことがあるんですよ。今となっては、具体性皆無の思いつきなのですが……。

西村ユミ　タンコウ……？

宮子　私、高校時代に**森崎和江**にすごく惚れ込んでたの。彼女は母性を肯定するタイプのフェミニストで、今の私の考え方とはフィットしません。でも、これまで文学には遠いところにいた階層にアプローチしたのが、画

森崎和江：ノンフィクション作家・詩人（一九二七〜）。主な作品は『まっくら―女坑夫からの聞き書き』（一九六一年）、『からゆきさん』（一九七六年）他。その経

期的だと思うんですね。

その彼女が具体的に活動したのが炭鉱でした。筑豊で**谷川雁**という男性と一緒に暮らしながら「サークル村」っていう文学活動をやってたんですよ。それが『まっくら――女坑夫からの聞き書き』（一九六一年）というルポや『非所有の所有――性と階級覚え書』（一九六三年）、『産小屋日記』（一九七九年）といった作品を生んでいくんです。

西村　あ、〝炭鉱〟ね……。

宮子　「サークル村」は、肉体を使って生きている人たちに、しっかりと文学を知らしめ、自分たちの文学を興すための草の根運動だったと言えるでしょう。「人は肉体を使う中で生きていくんだ。そういう人に言葉を伝えるんだ」という気概です。

西村　なるほど。

宮子　今思えば、その前振りになるような体験が、中学二年の時にありました。私の通っていた学校に若い女性の教育実習生が来て。ちょっと不思議な感じのする人で、なんとなく気が合ったんですね。いろいろ話しました。

その彼女がある時、「実は私の兄は東大に行ったんだけど、肉体労働者

歴とサークル村については、次の文献に詳しい。

阿知良洋：人間のからだの現代的形成と平和教育の課題～女性史を手がかりに．社会教育研究（三四）七五―九〇、二〇一六．

フリーアクセスなので関心のある方はぜひご一読を。なお、この論文では、肉体とからだを区別して使用し「肉体は個体完結的なとらえ方、からだは外界とのつながりを含んだとらえ方」としている。

▪宮子▪

谷川雁：詩人・評論家（一九二三～一九九五）。社会主義的なリアリズムに立脚し、一九六〇年代の新左翼運動にも影響を与えた。

▪宮子▪

になっちゃったのよ……」って話してくれたんです。〝あなただから本当のことを言うわ〟みたいな雰囲気も嬉しかったし、何よりそのお兄さんの生き方が、すごく「かっこいい！」と思ったんだなあ。

感受性豊かな時期にそういった影響を受けたことも、私が看護師になったことにつながっています。肉体を使って働くのが本当だ、という感覚。社会の表舞台に出ないところに真実があるんじゃないかという感覚。これが炭鉱というメタファーによって、「地を這うように生きよう」という感覚につながりました。ただ、ここはまだうまく言語化しきれずにいます。

編集部　フェミニストだったお母さま（**吉武輝子**氏）の影響はどうなんでしょう？

宮子　こうした私の「地」に向かう志向は、母には受け入れ難いように見えました。彼女は女性がすべてにおいて半人前と見なされた時代を変えるために、先頭を切って進んだ人。時代の制約として「前衛主義」でした。だから、娘の私には「女性初の〇〇」みたいなものになってほしかったわけです。

私が看護師になると言ったら、「なんでそんな、女の人が昔からやっている仕事に就くの？」って、本当に怒り狂いましたよ。その気持ちもわか

吉武輝子：一九三一年、兵庫県芦屋市に生まれる。慶應義塾大学在学中は学生演劇に打ち込み、文学座の研究生に。卒業後は東映に入社し、女性初の宣伝プロデューサーとして活躍。その後、文筆活動に入り、女性問題を中心にした評論活動を行った。平和運動にも積極的に参加。晩年は膠原病や大腸がんなど、多くの病気と闘いながら、生や死、老いなどのテーマにも取り組んだ。

著書に『女人吉屋信子』（文藝春秋社）、『置き去り—サハリン残留日本女性たちの60年』（海竜社）、『おんなたちの運動史—わたくしの生きた戦後』（ミネルヴァ社）、『病みながら老いる時代を生きる』（岩波ブックレット）、

りました。だけどそこは私なりの「階級論」があって、「今はもう前衛じゃなくて〝底上げ〟の時代だわ！」と思うところがあったんですよ。もういい加減、普通の女性が独りで食べていく時代にならなくちゃね、ということ。

個人的には、「普通の看護師を長くやろう作戦」を立てました。でも「**普通の看護師**」というのは、本当は変な話なんです。だって、普通にやろうと思った時点で、もう普通じゃないって思っているわけですよね。

西村　本当に普通だったら、わざわざ「普通」って言う必要はない……（笑）。

宮子　そうそう（笑）。「普通の看護師です」って言うのはいやらしいなと思いつつ、それはもう自分で引き受けることにしたんですよ。そもそも普通じゃない両親のもとに育ってきたんですから。

母も父も戦中派にありがちの、国を信じない人でした。何しろ、軍国主義一色の教育が、戦争に負けていきなり民主主義でしょう。国の言うことなんていくらでも変わりうる、国の教育なんてろくでもないと本気で思ってるんですよ。

だから、二人は私に対して、「教育されるな」みたいなメッセージを発し続けてきたわけです。要は、自分で考えろってことですね。そして両親も

『夫と妻の定年人生学』（集英社文庫）、『老いては子に逆らう―私の「老親」修行』（講談社＋α文庫）、『〝戦争の世紀〟を越えて―わたくしが生きた昭和の時代』（春秋社）他多数。二〇一二年死去。

▪宮子▪

普通の看護師：むしろ最初は「普通以下の看護師」だった。私はとても不器用で要領が悪く、就職後は次のような三つの危機を乗り越えた。

①とにかく不器用な新人時代。すべては知識と技術が不足のせいと考え、深い悩みはなし。

②三年目の終わりには何とか一人前に（一九九〇年頃）。しかし、バブル時代は人手不足と、お金をめぐる人間の争

自分の人生を選び続けていくのですが、それはなかなか大変な道のりになりました。娘の私もずいぶんそれに巻き込まれたなあ。新しい夫婦関係を模索する中で、二人とも自由恋愛で彼氏・彼女がいたりという状況が目の前にあるわけですよ。

あの状況でも私がグレなかったのは、なんだか一所懸命やってることが子どもなりにわかっていたからでしょう。私もへそ曲がりですしね。今思い出しても、激しいです。常にドタバタ芝居。劇場型両親とでも申しましょうか(笑)。

西村　劇場？

宮子　そう。舞台の上に家庭があって、**観る側と観られる側**があって。私は両親の喧嘩の場面では、徹底して観る側でした。ほとんどよそ者。ひたすら観ることに専念しましたねえ。これは私のサバイバル・スキルでもあったと思いますが、とても有効でした。例えば、両親の喧嘩が佳境に入った時、いちばん有効だったのは、友達を連れて来て一緒に観ちゃうこと(笑)！

家の外階段から両親が喧嘩している部屋がのぞけるんですよ。ガラス越しに丸見えなわけ。それで「みんな！喧嘩してるよ。見ようよ、見ようよ！」

いを見て、リアリティショックに苦しむ。

③その後、看護師人材確保法(一九九二年)により働く環境が改善。しかし、どんなに看護をしても亡くなる患者さんは亡くなるし、満足しない患者さんもいて、失意と無力感に陥る。

最も深刻だった③の時期を乗り越えられたのは、大学通信教育で幅広い分野の学習をしたおかげ(一九九三年〜)。働きながらの学びは、実践に生き、「できること」から「わかること」に価値が移ったことが大きかったと思う。私にとって働き続けるうえで、学ぶことが果たす役割は非常に大きかったと言えるだろう。

▪宮子▪

みたいな感じで近所の子を呼んでまわりました。写真も撮っちゃったし、私（笑）。親たちもそれを知っていて絶対その部屋でやるんだよね。

西村　わかってやってるの（笑）？

宮子　喧嘩の最中に私と目が合うからね。「あ、こいつまた友達を連れてくるな」って思いながらやってるのよね（笑）。

西村　子どもたちに外から観られていることを意識し、どう観られているかを考えながら……。

宮子　サルトルが『存在と無』の中で鍵穴から部屋の中をのぞく「わたし」の羞恥心について書いていているんだけど、まさにそれ。

西村　なるほど。メルロ＝ポンティにも「見る／見られる」という議論があるけど、**サルトルとはずいぶん違います**ね。「森のなかで、私が森を見ているのではないと感じた」「樹が私を見つめ……ているように感じた」という話になりますから。

例えば、メルロ＝ポンティは『眼と精神』（みすず書房、一九六六年）という著書で、私の身体が〝見るもの〟つまり能動的な働きをするものであると同時に〝見えるもの〟という見るものの対象でもあるという、この両義性

観る側と観られる側：宮子さんのご両親の話はとにかく面白い。こうした「演出」が、彼女をしてサルトルに出会わせたのではないかと思う。娘が観客となって両親が喧嘩をする日常と、そこに見られる家族同士の距離感が絶妙だ。何よりも、このようなご両親と宮子さんの関係が、そのままサルトルの生き方を彷彿とさせる。

きっと宮子さんは、サルトルを読みながら驚いたのではないだろうか。まさに自身の子どもの頃からの経験が、ここに著されていると。そして、そのことは宮子さんが看護師という職業を「選択する」こととも深く関わっている。

▪西村▪

の謎を、独自の文体で解きほぐしていきます。

その記述に伴走していくと、世界を知覚する私の感覚が、私自身に反転し、「もはや何が見、何が見られているのか……わからなくなる」といった、感覚をかき乱されるような経験に引き込まれます。これまで当たり前だと思っていた「見ること」が何をすることなのかわからなくなる。その時、メルロ＝ポンティとともに、その「見ること」を問い直し始めている。こんな具合に付き合います。

宮子　そのへんが「肉体」と「身体」の違いとも言えそうよね。

ゴールキーパーの身体論

西村　「身体」をめぐる私の経験を話すとすれば、子どもの頃からいろいろなスポーツをしていて、とくに中学から始めたハンドボールは、「身体」について考えをいろいろめぐらすきっかけになった貴重な体験ですね。もっとも、それは哲学に関心を持ち身体論に出会ってから「そういえば」と、後づけで考えるようになったことですけど。

サルトルとの違い：「からだ（肉体・身体）」と「哲学」という二人の共通課題がこの対談のきっかけだったけれど、対話をする中でそれらを通して互いの違いが際立って見えてきた。

その理由は、サルトルとメルロ＝ポンティという同時代にともに活動した哲学者が、双方とも現象学をその思想の特徴としながら、政治に対する態度の違いから決別したということを知っていたからかもしれない（J・P・サルトル、M・メルロ＝ポンティ著、菅野盾樹訳『サルトル／メルロ＝ポンティ往復書簡：決裂の証言』みすず書房、二〇〇〇年）。

私、小学六年生ですでに身長が一六〇センチ以上あって、中学生の頃は長身の選手って言われていたんです。今となっては、そんなこともないのですが（笑）。高校受験の頃には地元の強豪校から直接お誘いを受けましたが、結局は普通課の高校に進学して、そこでハンドボールを続けます。
でも怪我をして、間違った治療を受けてうまく治らず、それをコーチに責められて……。私が治療をしたわけではないんですけどね。それで、スポーツ選手の身体の管理に興味を持ち、医療に目を向けることになったわけです。

宮子　なるほど。そうだったんですね。

西村　高校に入ったばかりの頃は、フィールドプレイヤーの中でも積極的にシュートを打つポジションだったんです。練習でシュートを打った後に、自分のボールをゴールの中に取りに行くというマナーがあったんですが、まだゴールの中にいる間に次の人がシュートを打ってくるので「うわっ、来た！」って逃げますよね。
それを見ていたコーチが「ユミ、ゴールに入ってみろ」って言ったんです。キーパーをやってみろと。ゴールの中央に立つのはいいけれど、当然怖い

私にとっては、政治よりもむしろ「世界内存在」という現存在（人間）のあり方の理解が、両者で大きく異なっていることが興味深かった。サルトルは、意識が現存在のもとにとどまっている状態を世界内存在としたため、その状態にある意識は、より透明に世界を見通そうとした。他方のメルロ＝ポンティは、いつもすでに世界内にいる知覚の主体である身体が、その世界に働きかけることを世界内存在という表現で示している。そのため、常に見えないところがある、つまり奥行や見ることの暗点である身体を志向した。

＊

宮子さんは「からだ」というものを、主として「肉体」

からつい飛んでくるボールを避ける。そうすると「今の反対に行けばいいだろ」って言われて（苦笑）。

言っていることはわかっても、もちろんそんなに簡単にはできないわけです。でも、実業団でコーチをしている元・男子ハンドボール部の先輩が来て「どうもあなたは男子選手の取り方ができそうだ」と言って毎日教えてくれるわけですよ。ちょうど休暇中だからって。

私はハードな練習についていくのが精一杯だったのですが、シュートを打ってくる選手の動きやジャンプに合わせて、私自身も両手足を広げてジャンプすると、ボールが体に当たるようになった。でも、どうして取れるのか自分ではよくわからない。もう少しちゃんと相手やボールの動きを読んで自身の意思で取りたいと思い考えながら動くと、逆にフェイントをかけられてゴールに入れられてしまうんです。

どういうことかといえば、ゴールキーパーってボールを「待っている」と取れないんです。うまく防御できる時には、シュートを打ってくる相手に、どこにどのタイミングでボールを打たせるかを、自分の身体の配置とジャンプのリズムで促しているんです。シューターがそこに打ってくれば

と捉えていると公言する。それは、彼女の出会う人たちが、彼女を「肉体」へと強く引き寄せてきたためであるようだ。看護も肉体労働という側面を持っており、それがやがて、彼女が看護師を「選択」することへと誘っていく。

一方で私はというと、「からだ」をめぐる議論の中では、常に「身体」（しんたい）という言葉を用いてきた。それは「にくたい」とは、読みの響きからして異なっている。私が語る「身体」はまず、肉体労働のような意味を持って現れたりはしない。むしろスポーツを想起させたり、知覚経験などに関心が引き寄せられる。だから私にとっての「身体」をいくら

キーパーの体に当たるんです。

もちろん、ただ打たせるのではなく、当たった瞬間に全身に力が入るようにタイミングを合わせていっている。これは後年、実はメルロ＝ポンティの書物を読んでいる間にだんだんわかるようになったことですが。「あ、そういうことだったんだ。相手とリズムを合わせて〝同調〟した時、相手の動きと私の動きが対になって、結果的に相手の打ったボールが私の手足に当たる。それで取れるんだ」と。

宮子　なるほど。そういう話は、今の西村さんとすごく合致している感じがします。でも、それは偶然に起こるんですよね。

西村　一見偶然なんですけど、偶然とは言えないくらい取れるようになりました。でも、コーチに出会ったのは偶然ですね。私の人生もどちらかというと**偶然に導かれて**きました。自分で将来設計をして、それを目指していう生き方ができなくて、その都度の出来事や出会いに翻弄されて、結果的に今に至る、という感じ。
高校生の頃はハンドボールに熱中したけど怪我をして挫折。それが医療への関心につながり、むやみに医学部を受験して落っこちてしまう。同じ

解きほぐしても、宮子さんのように看護師になることとの関連は見つけられそうにない……と、対談の最中はそう思っていた。

しかし対話を終える頃には、メルロ＝ポンティの身体論を蝶番として、看護師になることと、それ以前の私がつながったことに気がついた。哲学との出会いが、私の人生の断片を結びつけたのだ。

▪西村▪

偶然に導かれて：ハンドボールに熱中していた当時はよくわかっていなかったけれど、メルロ＝ポンティの書物を読んだ際に、そのカラクリがわかったように思った。しかし、それと看護師となることは、直接結びついていな

年に、医療系ということで看護大学も受験し、試験で出会った友人と意気投合してそのまま進学（笑）。大学に入学後も二年間はハンドボールを続けていたんですが、ある看護実習がとっても面白くて、当初は医学部の編入試験を受けることも考えていたのに、すっかり忘れてしまいました。

宮子　実習が面白いってすごいよね。私なんか苦痛でしかなかったですよ。

西村　例えばその当時はインフォームド・コンセントという言葉が輸入された頃で、学生だから素直に受け持ち患者の主治医に向かって「先生、インフォームド・コンセントについてどうお考えですか？」とか聞いたり（笑）、終末期の患者さんを受け持った際には、その方が亡くなる前に自宅近くのあじさいがたくさん咲くお寺に行きたいとおっしゃって、あと数週間という状態だったのに「○○寺に安全に行って帰ってくる」というケアプランを立てたり。そんなのを見たら、看護師さん方はみんな凍りつきますよね（笑）。

宮子　でもその時は真面目にやってたのよね。

西村　そう。行動計画として看護師さんに発表しました。もちろん実施には至らなかったけど、患者さんの奥さんが「いい夢を見させてもらいました」ってお礼を言ってくれて……。そういう経験をしました。今では、患

いと思っていた。

他方でスポーツをしていたことを足場としてさまざまな状況に促され、結果的に看護系の大学で学び、看護師として働くこととなった。

修士課程は看護系でない大学へ行き、生理機能評価を学んで修士論文を書いた。この時点ではまだ、看護師であることが腑に落ちていなかったように思う。

看護師であることへの態度が変わったのはこの先である。博士後期課程で生理機能評価を用いた研究を継続しようとして、研究方法がテーマ（植物状態患者に関わる看護師の経験の探究）に合っていないことに気づき、生理機能評価から現象学へと大きく転換した。そして試

者さんやご家族が私の看護師としての意識を育ててくださったように思っています。だから「とても楽しく実習をしました」って言えるわけですが。

卒業後は地元の赤十字病院で二年間看護師として働き、そこでもいろいろやらかして、母校から助手として帰ってこないかとお声がけをもらって東京に戻り、助手をしている時に大学院を進められたので女子栄養大学の修士課程に進みました。

もともと理系だったので臨床生理学がやりたくて医師に指導を受けました。けれど、その時に取り組んでいたのは、高齢者が高齢者の介護をしている現場に出かけて行き、介護者の生理機能を測定するという研究です。真夏に測定機器を持って五十件のお宅を各四回訪問し、何度も体力の限界を感じました。

また並行して、これも偶然ですが、生理機能評価のトレーニングをさせてもらった病院に、植物状態にある患者さんの専門病棟がありました。こちらでのいろいろな経験が、その後の私の研究に大きく関わりました。

宮子　なるほど、そういうことなんだ。やはり西村さんの**関心は常に「身体」**なんですね。

行錯誤してようやくたどり着いたその方法（現象学的研究）で、看護実践のあり方が見えてきた。その実践を表した記述に看護の面白さを教えられ、看護の醍醐味を知った。それと同時に自身が看護師であることに納得した。

言い換えると、私は宮子さんのように、自分の意思で看護師を選択して人生を歩もうとするよりも、結果的に今ここにいるという生き方をしてきたように思う。看護を研究しようとして出会ったのが身体に関心をもった現象学であって、その現象学を手がかりに研究を行ったことが、私を看護師にさせた。

▪西村▪

関心は常に「身体」：現象学

［2］——生きづらい人生、気前よく

エロスの人生？

西村　宮子さんの「肉体」に対して、むしろ私は「身体」だというお話をしたんですが、その私がのめり込んでいたスポーツって、もろに「肉体」を使っているとも言えますよね。それでもどうして「身体」なんでしょう……。

宮子　う〜〜ん。どうしてなのでしょうね。私の「肉体」のほうから考えると、性的な問題がどこか前提にあるのかもしれません。例えば先ほど話した「サークル村」について言えば、ある時、不幸にも共同体の中でレイプ事件が起こってしまうんです。森崎がそれはすごく本質的な問題なのできちんと議論して越えていくべきだと言うのに対し、谷川は男性の論理で「〝性はよいものだ〟という力を削いではいけない」と反論する。森崎はそれを理屈では理解しようとするけれど、そんな谷川をもう男性として受け入れられず、思想的に袂を分かつと同時に、パートナーとしての関係も解消し

の身体論に出会って、これまで結びついていなかったことが分かち難く関係していることに気づかされた。

メルロ＝ポンティが、フッサールやハイデガーの本を読んだ時のことを、次のように記述している。

「多くのわれわれの同時代人たちがフッサールやハイデガーを読んだ際、或るあたらしい哲学に出会ったというよりは自分たちが待望していたものをそこに認めた、という印象をもったのである」（M・メルロ＝ポンティ著、竹内芳郎・小木貞孝訳『知覚の現象学1』みすず書房、一九四五／一九六七年）。まさにそのように、私はメルロ＝ポンティに出会ったのだ。

私は、もともと身体論に関

てしまうんですね。

この、関係に属する性的な問題を社会問題の本質的なものとしてみる見方は、「**個人的なことは社会的である**（The Personal is Political）」という、いわゆるウィメンズリブ、一九六〇年代のフェミニズムのテーゼそのものであったわけです。レイプされたり、生きる中で差別されたり、これまで個人的なこととして扱われてきたこうしたことが、実は社会に強いられてきた政治的な事柄なんだという主張。私の母自身が、戦後米兵から受けた性暴力をフェミニズムの思想によって乗り越えた人であったことも、この主張が自分にとってリアルに響いた理由でもあるでしょう。

西村　なるほど。たぶん私の「身体」論にはそういう気配が全然ない。性に関する議論を今まで書いたことはないかも。メルロ＝ポンティの『知覚の現象学』には「性的存在としての身体」という節はありますが。

編集部　ちょっとスマホで調べてみましょう……。『肉体：なまみの人間の体。特に、性的欲望の対象としての人間の体のことをいう。〔類義の語に「身体」があるが、「身体」はやや改まった言い方で、生理的、物理的、化学的な反応をするものとしてのからだの意を一般的に表す。それに対して「肉

心を持っていたというよりも、状況に促されて身体論に行きつき、意識する手前の次元の経験を開示した時、かつての自身のスポーツをもそれを手がかりに理解でき、それが、もともと関心を持っていたことだったのかもしれない、と思うに至っている。

▪西村▪

個人的なことは社会的である：二〇一七年にアメリカで起こったセクシャル・ハラスメントに対する異議申し立て「＃ＭｅＴｏｏ」運動も、この流れで理解すると、その意義がよりおわかりいただけると思う。

▪宮子▪

体」は性的なものとしての人間のからだの意を表す」』（コトバンク〜『大辞林第三版』より）

宮子　当たっていましたね。わかる気がします。

西村　私が研究で記述してきた「身体」については、生理的な意味ではなくて、と言ってきたのですが、確かに「性的」な意味としても現れてはいないですね。別の方向性に焦点を当てた議論や、もっとプリミティブな感覚的経験とも言える営み。そういう次元の身体（経験）に関心を持つ理由は、こじつければ、私が**スポーツ**をしていたことと関係しているかもしれません。

例えば私は、身体接触をあまり苦にしないかもしれません。子どもの頃からずっとスポーツに熱中していたので、身体にはいつも関心を向けていました。柔軟性や筋力、怪我といったことに対してですが。指導を受けるコーチは男性のほうが多いし、練習も男性と一緒にすることが多かったので、常に男女に関係なく接触があった。練習試合などで男性チームと対戦することもあって、相手のほうが背が高くても体力があっても、負けてはいられない。そのため、異性も性的な対象と意識する以前に、まず ぶつかって戦う相手だったのかもしれません。

スポーツ：日大アメリカン・フットボール部の悪質タックルや、レスリング、体操選手に対する指導者によるパワハラなど、スポーツ界の体質が次々と問題になっており、一人ひとりの競技者が、常に自分で考えることを貫徹できるスポーツのあり方が望まれている。スポーツは本来、身体を通して哲学する可能性も持ち合わせているある時期から、圧倒的な差ができてずいぶん悔しい思いをしましたが、そのためでしょうか、身体に性的な意味や文化的な意味を見て取ることよりも、その身体が何に向かっていくのかとか、どういう感覚を経験するのかという働きのほうに関心がある。人格と人格の関係、ある種の社会的な関係の手前の、存在することや感覚的な次元から議論を始めるので、その先になかなかいかないんですよ。

宮子　私も、だからといって自分が「性的な人間」かというと全然そうじゃないんですよね。若い頃に影響を受けてきた物事を考えると、自分はすごい「エロスの人生」を歩むのかなと思ったら全然そうじゃなかった(笑)。

編集部　むしろ自我というか、極めて高度な自意識というか……。

宮子　そっちのほうに行っちゃったんですね。これはもう運命と思うしかありませんね(笑)。

西村　私の場合は、研究においてですが、意識的に他人とどう関係をつくっていくか、それがよいかどうかといった「人間関係」にあまり興味が向かないんです。「関係」より手前の、何かに関心が向くこと自体を取り巻く状況というか、関心を向けることを導く、関心を引き寄せる何かのほうが気に

るはずである。

西村さんがスポーツ選手だったのは、一瞬意外だったが、話を伺ううちにそれが西村さんの哲学のバックボーンであることがよくわかった。

何よりまず、西村さんは常に自分で考えながら競技に取り組んでいる。チームの中で唯一の存在であり、常に他のメンバーとは反対向きになって全体を見ているキーパーというポジションも、そのようなあり方を強化したのかもしれない。

▪宮子▪

なる。例えば人がちょっと視線を振るとか、視線を引き寄せられるとかね。

母の戦略

宮子　とても漠然とした言い方だけど、西村さんってこれまで、何か「生きづらさ」みたいなものは感じてこなかったですか？

西村　すぐには思いつかないですが……。もちろん、若い頃にはありましたよ。高校生から三〇代頃までずっと「明日、自分がいなくなっちゃうかもしれない」っていう漠然とした感覚におびえていた気はします。でも、それには具体的な理由があるんですよ。

高校生の時に、ボールがお腹に当たって入院したことがあったんです。我慢のできない強い痛みで、自分の身体に何が起きているのかもわからず、後に家族から顛末を聞かされた時の衝撃がとても大きかった。それまでなんともなかった身体が自分の意思ではどうにもならなくなっちゃうんだと、ある日突然思い知らされたんです。

さらにその病院で院内感染に罹り、医師に「将来は後遺症による腎機能の悪化か心臓弁膜症のリスクがあるから気をつけてね」と念を押されたようなんです。そんな恐ろしいこと言われても、一体何に気をつければいいのかわからず、それがなんと大事な試合の前日に起きて、結局その後、もう何をしに高校に行っていいかわからなくなってしまったんです。

そしてそれは、私にとって挫折感というよりも、「明日死ぬかもしれないから今やれることは今やらなきゃ」という気持ちに自身を向かわせる経験になって、今ではずいぶんその頃の感覚は薄れましたが、ずっと生き急いでいるようなところはあると思います。これは実存的な問いとはちょっと違うんですが。

宮子　やはり「身体」の経験がからんでくるんですね。私の場合はというと、はっきりとある種の「生きづらさ」を感じながら生きてきました。それはやはり家庭と世の中とのズレが大きかったから。例えば思春期の反抗期も不自然だったし。とくに母が筋金入りのフェミニストだったから、反抗する余地なんてないんですよね。いわば両親とも社会の反逆児だから、親と組んで世の中に対してワーワー言ってるほうが楽しいわけですよ。

西村　なるほど。

宮子　だから親子で「お互いに連帯して、分断されないように頑張ろう」みたいなところがあって、結構そういう意味で絆は強かったわけなの――でもこれについては、やはり最終的に「同志的な連帯で親子の葛藤は越えられない」というのが結論だったんですけどね――。

ともかく、入った大学で全共闘時代の残り香みたいな学生運動にも関わったんだけど、そこでうちの母なんかはヒーローなわけ。家でウダウダしていると母親から「デモに参加しないのか?」なんて言われて、行ってみたらその母がシュプレヒコールしているところだったり(笑)。でも普通のクラスメイトたちはみんな親に隠れて運動しているわけです。本来ならそういうことが親離れのステップになっていくのに、私はいつまでも親と一緒にデモに行っているという……。

西村　確かにそれは特殊ですね……。うちとはずいぶん違う親子関係。そういえば、私の世代は中学校でのいじめがすごく激しくて、いつも校内のあちこちで起こっていました。誰かがいじめられ始めるとその人の周りから人がパーッと散っていくの。でも私にはそういう雰囲気が読めなくて……読まなかったのかもしれないけど、まさにいじめの対象になっている子につい声をかけちゃうんですね。そうすると今度は私も標的にされてしまう……。

宮子　いじめられるのね。

西村　「なんであの子としゃべるのよ」と言われたり、無視されたり。「え？どうして話しかけちゃいけないの？」と思いつつも、今の言葉で言えば空気が読めていないからいじめられるんですよね。ある時それがとても大変で、どうしようもできなくって困ってしまってね、それを素直に親に話したら、うちの母もさっぱりしているから「じゃあ、あなた学校変わったら？」なんて言うんです(笑)。

宮子　面白い～。

西村　学校を変える？　そういう考え方ってあり？　いや、ちょっとそれは困るわ……。私、クラブでキャプテンだし。

宮子　結局、転校しなかったんだ(笑)。

西村　母に余計なことを言うと、学校を変えさせられちゃう～って。

宮子　私も一度ね、母のことで露骨にいじめられたんですよ。選挙に立候補して落っこちたりしたから（一九七七年の第十一回参議院議員通常選挙に全国区から無所属で立候補)。それに平気で学校の周辺に宣伝カーを回したりするし、みんなからはやし立てられて、さすがに私も怒って「もう学校なんか行かない!」みたいなことを言ったわけ。

そうしたら、母に「だったら働くんだな?」って言われて……中学二年で(笑)。家にあったスポーツ新聞の求人欄を見せられ「ここから探せ」と。でもスポーツ紙の求人って中華料理屋とかチリ紙交換とかばかりなんですよ(笑)。「こ、これはムリかもしれない(汗)」と思って、しょうがないから学校行くことにしたの。

西村 戦略はうちの母と似てるね。

宮子 似てる、似てる(笑)。

押しつけがましい優しさ

西村 他人との協調性という意味では、私にもズレというものがあるかもしれませんね……。でもたぶん自分では結構、協調性があって空気を読んでいるつもりでいろいろとやってるんだけど。

宮子　キャプテンだもんね。

西村　そうそう。だけど同世代の人と共通の話題で盛り上がるとかね、そういうことについていけないんです。テレビなどの話題を全然知らなかったりするから。スポーツに疲れて観られないし……。だから友達とズレまくるんですよ。

宮子　最新の芸能人の話題がわからない、とかよね。

西村　さっぱりわからない。だけど、わからないことをあまり苦に思わない。社会や同世代とある意味でズレながら、ただ自分が興味を持ったものについては意識的に関心を向け続けているつもりなんだけど、それは社会のある状況が私に関心を持たせているのでもあるから、普通とは違う水準で社会にコミットしている感覚はあるんです。

例えば、私は何かに関心を持つとそれに徹するところがあるので、現象学だったら哲学書を一所懸命に読み続けます。**原典のフランス語**がわからなくて、親切な専門家に助けてもらったりしながら、ますますその世界にコミットしていくと、やがて看護研究や人間科学というものの枠組みを変えていくことの必然性が見えてくる。それが次の研究にもつながるんです

原典のフランス語：すごいなあ、西村さん。原典を読んでいるんだ（心の声）……。

私自身、サルトル哲学を援用した研究をしながら、フランス語が読めない、というのはかなり致命的なことだと考えている。一方で、哲学研究ではなく、看護研究であることを考えると、邦訳を活用してわかる範囲でサルトル哲学を使えばよい。そんな考え方に傾いてきた。

とはいえ、知的好奇心として、フランス語でサルトルが読めたらいいなあ。そんな憧れは常に持っている。

▪宮子▪

けど、最近は、今の看護学が進んでいる方向にこのまま行くと危ないんじゃないかと思ってみたりしています。もちろんそれは、他の多くの同業者も考えていることですが。

宮子　例えばそれは、どんなこと?

西村　看護過程をベースにして改善の課題を見つけ問題解決していくことや、そこで使われる「介入」という言葉も気になります。看護が介入して患者の問題やその状況を変化させるとか、「看護の力」で患者を変えるという枠組みに抵抗を感じるんです。

それよりも、さりげなく支えたり、ちょっとした変化をつくったり、見落としている些細なことをきちんと拾い上げていくことで、結果的に状況自体が大きく変容する可能性があるはずだと思っています。看護はそういうふうに成り立っていると考えたいんですね。それでは看護師がしていることが見えにくいかもしれませんが、やっぱり「看護の力」でアウトカムという名の成果を出すという枠組みのあり方に疑問を感じる。

もちろんそれはあってもいい枠組みなんですけど、それを下支えしている些細な日常の細かな営みを尊重し、それが生み出す可能性にも目を向けて探究できるといいなと思います。

宮子　精神看護の訪問なんかは本当にそうかもしれない。でもそこを大事にやり続けることって、やっぱり性分でできる人とできない人とがいますよね……。それで思い出したんだけど、私が抵抗を感じている言葉は「心のケア」なのよね。まだ「脳内物質看護」って言われるほうがいいわ(笑)。「心の教育」とかも好きじゃなくて「放っといてくれ」と言いたいの。変な教師もいるんだから。

編集部　「癒やし」もお嫌いですよね、宮子さん。

宮子　そうそう、大嫌いなの。私の**NGワード**です(笑)。ただね、たまたま「癒やされる」ことはあると思うんですよ。でも「癒やす」ことはできません。そもそも意図的に介入してできることではないんですよ。だから「癒やしてほしい」とか「癒やされたい」なんてことをいきなり求めても無理。癒やされたい人って絶対に癒やされない気がするんですよ。

はっきり言って私は、ナース自身が「癒やされたい」と言うのも嫌だし、患者さんから言われるのも嫌ですね。権利として「癒やされたい」みたいな人はどうしても受け入れ難いんです。「たまたま癒やされたらラッキー

NGワード：対談終了後、自分のNGワードについて改めて整理してみたのだが、「言葉の向き」に自分はかなり過敏だと自覚した。ここでは「癒やす」という言葉が挙がっているが、「それは自分から言うことなのかどうか」。これを常に考えながら、言葉を選んでいる。これは自分の立ち位置を見極める上

と思ってね」って思う。

あと「思い」という言葉もあまり使わないようにしてます。これも「わかって」という圧迫感を感じる言葉。私の中では「癒やし」とセットで、いずれもそこに〝**押しつけがましい優しさ**〟を感じます。

西村　そこはまさに私が言った「介入」と同じだと思う。

宮子　言葉って、考える枠組みになりますから。そういう意味で言えば、絶対に「思い」から研究はしないほうがいいんじゃないでしょうか。**「わかって、わかって」**という感情をむき出しにせず、言葉を駆使してちゃんとリサーチクエスチョンにしていく。このプロセスをきちんと踏むには、「思い」という言葉から離れなきゃダメだと思う。

西村　情緒的であることが悪いわけではないけど、具体的にどういう経験がそこに関心を向ける土台になっているのかという問いをちゃんと開いて、もう一回自分自身を点検し直す必要がありますね。自分の関心、つまり志向性の根っこを確認する中で、リサーチクエスチョンが見えてくるんじゃないかな。

宮子　まさに、そういうことだと思います。

でも大事なことなのだ。

■宮子■

押しつけがましい優しさ：中井久夫の「やさしさ」についての次の記述が好きだ。――「やさしさ」は、押しつけがましさなく相手を包むものであり、求め求められる関係を超えたものであって、求めて得られるものではなく、求められて授けるものではない。（中井久夫・山口直彦著『看護のための精神医学』第二版、医学書院、二〇〇四年）

■宮子■

「わかって、わかって」：「癒やし」の「言葉の向き」の話とも重なるのだが、「思い」は伝わるもので、伝えるものではない、という感覚があ

もってけ泥棒！

宮子　言葉についていくつか話しましょう。ところで、西村さんは「当事者」っていう言葉はよく使います？

西村　ある経験をしているその人の視点から、と言う時に使いますけど。

宮子　例えば障がい者を当事者って置き変えているかのような使い方があるじゃないですか。

西村　私はその使い方はあまりしない、というか……。

宮子　私も違和感があって、当事者って別に患者さんだけではなくて……。

西村　そうそう、それが言いたかったの。

宮子　ですよね。それぞれにその状況の当事者なんだよね。状況というのは、選ぶものではなくて、なりゆきによって巻き込まれる部分がありますよね。これがサルトルの言う〝**アンガージュマン**〟じゃないかと私は思うのですが。選びようがなく、巻き込まれる、という感じです。

西村　看護師だって患者さんのことが気になればもうその状況に巻き込まれているので、ある意味当事者なんですよ。患者さん一人だけを、問題を

る。無理に伝えようとすると、「わかって」と押しつけがましくならざるを得ない。そして、相手の思いをわかろうとする姿勢が失せてしまう。意図的に伝えるのが研究。私自身は、「思い」は棚上げと決めている。

ちなみに、ネット用語（と言っていいと思うが）に「わかってちゃん」「察してちゃん」という表現が以前からあり、「うざい奴」として嫌がられている。「わかって」が受け入れられないのは多くの人に共通のようだ。　■宮子■

アンガージュマン：フランス語で「巻き込む、拘束する」を意味する「engager」から派生した言葉。「自由」などと並んで、サルトルの実存主

持っている個人だけを周りから切り離して当事者だっていうふうに私は捉えたくない。

宮子　私も、すごくそれは誤解のもとじゃないかと思うんですよ。「当事者の気持ちをわかれ」みたいに言われると、本当はみんなのことをわかったほうがいいよねって思うわけ。

編集部　弱者という言葉の持つ力関係を避け、主体性とかエンパワーという文脈で当事者を強調すること自体は「正しい」んだけど、結果としてかえってある種の線が引かれちゃう恐れがあるってことでしょうか。

宮子　そうそう、そうなんですよね。

西村　いわゆる「当事者」以外は関係なくなったり、その「当事者」だけが議論をする権利を持てるような構図ができるとしたら、状況の理解自体を難しくしますね。

宮子　わかってもらうことの権利化って間違っていると思うんです。それは誰にも平等な「恩寵」みたいなものなんですよね。わかれと言う側と言われ続ける側、みたいになることにすごく不公平を感じるわけです。

西村　そのあたりの感覚って、私が現象学にコミットした一つの理由と関

義におけるキーワードの一つである。

訳語としては、「社会参加」「政治参加」など。共産主義の同伴者となった後半生のサルトルが、この言葉を持って自らの行動を説明したため政治的な意味合いを帯びているが、必ずしもそうではない。なお『存在と無』（筑摩書房、二〇〇八年）の訳者である松浪信三郎は「自己拘束」と訳している。

サルトル学者として著名な澤田直は、『新・サルトル講義—未完の思想、実存から倫理へ』（平凡社新書、二〇〇二年）の中で、アンガージュマンについて「好むと好まざるとにかかわらず、我々が状況のなかに捉えられてしまっている(engagé)

係しているかもしれません。当事者であるかないかを突き止めていくと、ある責任を誰かという個人に帰属させることになり得ますよね。すると、「する側」と「される側」という二項対立の図式ができる。この図式が、実際に起こっていることの理解をゆがめてしまう可能性があるんじゃないかと思います。これはメルロ＝ポンティが、主体と客体や自己と他者などの二項対立をどうやって乗り越えていくかを議論していることと結びついています。

宮子　私の場合は、サルトルが言った「ジェネロジテ」という言葉に共感しますね。これは「気前のよさ」や「高邁」「寛大」「高潔」などを意味します。今の社会はすべてが権利や義務の関係で成り立っていて、いつも互いに「お釣りなし」みたいな感じがするんだけど、ジェネロジテという言葉には、そこから自由になろうとする思想が込められています。

私自身も、この息苦しい世の中を何とかするには、みんなが権利や義務のおしくらまんじゅうをするのではなく、もう少し「気前よく」ならなければいけないんじゃないかと思っています。例えば、社会保障って本当はそもそも「気前のいい」ものだと思うんですよね。「いくら払ったのだから、いくらよこせ」みたいなことじゃなくて「え〜い、もってけ泥棒！」みたい

のが私たち人間の根本的なあり方だ。このような事実と同時に、自分の自由を自覚し、投企によって状況の内に自らを投げかけること(s'engager)。それがアンガージュマンという思想の骨子」(一一九頁)と説明した。この説明は、私にはとても腑に落ちるものであった。

私は、このアンガージュマンはパトリシア・ベナーの言う「巻き込まれること」に近いと感じている。看護師は、状況に巻き込まれ、患者とともにある。その出発が偶然の出会いであっても巻き込まれていくことは避けられず、最終的には自ら関係を引き受け、責任を持たざるを得ない。その意味で看護とはまさにアンガージュマ

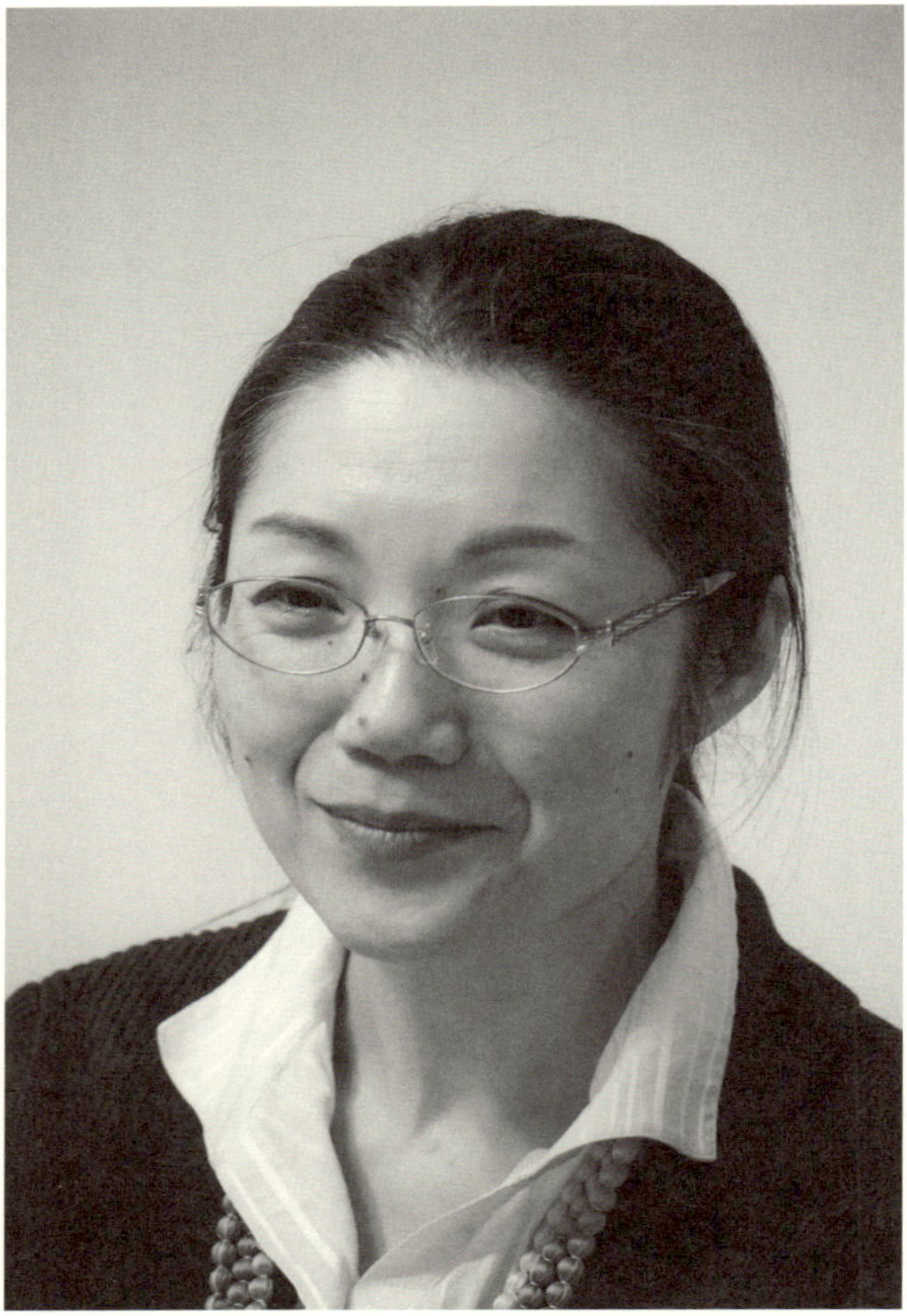

なところがないと、たぶん成り立たないんだと思うんだけどな。

西村　私の知人が、ＤＶを受けている人たちなどをサポートするＮＰＯの理事をしていて、子どもを個人の所有物のように考えて支援しようとすることに対する問題性を指摘していました。そうではなくて、社会が子どもを育てているという発想がなんで生まれないんだろうと。

宮子　そうそう。

西村　その人たちとそんなことを議論したんですけど、そもそも子どもでも家族でも、何でもすべて「自分の」という個人に帰属するという発想が、宮子さんの言う「気前のよさ」をなくしてる気がしますね。

宮子　なくしてる。

西村　貧困の問題だとか、どうしようもならないような状況って、今いっぱいありますよね。食事をとることもままならない状況の子どもたちには。

宮子　子ども食堂とかね。

西村　そう。子ども食堂のことを思い浮かべていました。もし「自分の」に縛られなければ、あのようにいろいろな可能性が開けてくると思うんです。

ンである。

　しかし、ベナーはサルトルにつれない。『現象学的人間論と看護』（医学書院、一九九九年）において、この根源的自由の考え方を次のように批判する。「根源的自由とは、人はいかなる状況に置かれようと、己にとってのその意味を常に任意に選択できる、という近代的な考え方をさす。しかしこの考え方はある事実を無視している。意味の選択は、各人の個人的背景と文化と言語の枠内で用意されている意味に基づいてなされる、という事実である」（六一頁）。

　この批判は、人間は生まれてくる状況を選べないという事実に照らし当然出され得る批判である。こうし

[3]——私だけの〝問い〟の見つけ方

言葉を見つける方法

宮子　私は今、通信教育で学ぶ看護職や臨床で働くナースの研究支援をしていますが、時間的な制約もあって、リサーチクエスチョンにちゃんと踏み込んで考えていくところまでは、なかなかいけないんですよね。看護師は肉体を忙しく使って働く仕事だから、やはり楽な仕事ではありません。あまりに疲れてしまうと、日々ちゃんと現場で立ち止まり考えていくことがなかなか難しい。それでも勉強したいっていう人に、「考えること」で楽になってもらう体験をしてもらいたいなと思うんですよ。

これは何度も話していることなんですが、以前働いていた内科病棟に、**二十四時間足を揉んでくれないと怒り続ける患者さん**がいました。その人にはもう「満足」なんてないわけです。私は悩みました。五分間背中をさすって「ありがとう」と言ってくれる人もいれば、何時間さすり続けても文句

た批判は当然サルトルも想定しており、『存在と無』（ちくま学芸文庫、第三巻）の中で「われわれは、われわれの状況を意のままに変えることができるどころか、自分で自分を変えることさえできないように思われる」（一三八頁）と状況に対する無力を認めている。

その上で、サルトルはこの無力を人間存在の根源的な自由への反駁にはならないとして退ける。その理由は「《自由である》という言葉は、《自分の欲したものを獲得する》という意味ではなく、むしろ反対に《欲すること（広い意味で選ぶこと）を自分自身で決定する》という意味である」（同一四三頁）からだ。ベナーの言う「意味

しか言わない人もいる。その違いって何なんだろう、と。何がその人たちを分けるんだろうと考え込んでしまいました。でも結局それは「たまたま」ではないかという気持ちが、いつもぬぐえなかったんですね。

同じ肺がんでも、死に方には違いがあり得ます。でも、なりゆきとその人の人間の質は無関係。ひどい生き方をしてきた人が脳転移して突然亡くなったことがありました。この時は急死。親族も急な死を悼んでいました。一方で、腰椎に転移して何カ月も生き、その間に良好だった家族関係が崩壊した家族もありました。このように同じ病気でも、正反対の結末を迎えてしまう場合もあります。でも、そもそも転移が頭に飛ぶか腰椎に飛ぶかなんていうのはその人が……

西村　選べることではないですからね。

宮子　そう、選べないことなのに、その人の有り様が決まってしまうんです。私は二〇一二年に書いた博士論文「看護師の**実存**から探る看護の本質と、それを職業として生きる意味」で、サルトルの実存哲学を援用し、看護師の人生とその人の看護との関連を探究しました。看護師の生きた時代、生い立ち、その人そのものが強く反映している臨床での選択を通して、その選択は、各人の個人的背景と文化と言語の枠内で用意されている意味に基づいてなされる、という事実」をサルトルは決して否定しない。人間はその限界をも状況として引き受け、何を欲するのかを選ばねばならない。自由は権利として主張され獲得されるものではなく、人として生まれた限り引き受けなければならないものである。

この考え方を、私は全面的に支持するものである。

■宮子■

二十四時間足を揉んでくれないと怒り続ける患者さん：
これは私が内科病棟で三年目の頃に関わった五〇代前半の男性の事例。肺がんで、の人の看護を記述する研究です。この研究を通して私はこの**「選択」**について深く考えました。

新人時代から考え続けたテーマはもう一つあります。それは、ハンバーガーショップのスタッフとナースの笑顔はどう違うんだろうということでした。私たちの場合、単に「嫌な奴にも笑顔を向けておく」では済まされない、相手を心の底から受け入れることを求められるようなつらさがありますよね。でもそれは「感情労働」という概念に出会ってものすごく救われた気がしたわけです。それを知ったところで状況は変わらないんだけど「ああそうなんだ」ってわかり、ほっとしたのです。

西村　感情労働のように、概念として外から与えられる言葉もあれば、現場で働いているナースが「自分のしていることって、こういうことだったんだ」と自ら言葉を見つけることもありますよね。例えば私が行ったクループ・インタビューの語り（『看護実践の語り』新曜社、二〇一六年）で面白かったのは、ナースは複雑かつ差し迫った状況で判断を迫られることがありますが、その時の感覚について、ある人が「……上のほうから〝こうしたらいい〟って降ってくるんですよ」と言ったんです。

腰椎転移のため両下肢の麻痺としびれがあって、下肢マッサージを強く希望されていた。

共依存のようにケアをする先輩看護師の存在もあって、希望がだんだんエスカレート。私たちもムキになってケアにあたり、看護師が交替で20時間以上足を揉んだ日もあった。しかし、それでも足りないと罵倒され、ただただ足を揉み続ける強迫的な看護になってしまったのだった。私にとって忘れられない最強の患者さんの一人だった。　■宮子■

実存：定義はなかなか難しいが、私は「選択して生きざるを得ない人間特有のあり方」と理解している。　■宮子■

それに対し他の人が、次のインタビューまで実践しながら考えて「私の場合は〝上から〟降ってくるんじゃなくて……」と言い始める。誰かが発見した言葉を手がかりに皆が自身の経験を考えることで、意識しないで行っていた実践にいろいろな言葉が与えられていくんです。するとつらかった経験やひどく傷ついた経験が別様の意味として解釈し直されたりする。あるいは、他のナースが何十年も大事にこだわってきた事実を知ったりもする。そのようなことが現場での経験にはいっぱいあるんです。

宮子さんがされている研究支援によって、もっともっと臨床の看護職の皆さんが、議論を通して自分たちの言葉を発見し、その言葉をもとにした実践をつくっていくことができるのではないかと思います。

宮子　臨床の人がいろいろ悩んで考える時の手がかりとしてはもう一つ、やっぱり論文にもっと触れてもらいたいなって思います。たくさんの幅広い研究が行われていて、自分たちのやっていることをきちんと意味づけしてくれているような文献がいっぱい出て来ていますから、臨床にいる人がそういうものに触れてもっと自信を持ってもらいたい。自分で考えるための材料を持ってもらいたいなと思います。私はそういう橋渡しのような仕

選択：サルトル哲学の「選択」は、権利よりも宿命に近い点に注目してほしい。

サルトルは「実存は本質に先立つ」と述べ、「すでに設定された問題の枠組みや、あるべき理想からその人がつくられるのではない。生きること＝実存がまずあり、人間自由意思に基づく選択により、本質は後からつくられてゆく」と考えた。人はその選択から逃れられず、選択しない自由は開かれていないとして、これを「自由の刑に処せられている」と表現し、次のように述べた。

――「われわれは逃げ口上もなく孤独である。そのことを私は、人間は自由の刑に処せられていると表現したい。」

事をずっとしていきたいなと思っているんですよね。

西村　すでにできてしまっている当たり前の実践については、あまり深くその意味を考えてこなかったかもしれないけど、いろいろな先行研究に触れてみることで実践の根拠を知ったり、「自分たちがしていることは思っているより確かなことなんだ」って気づく可能性がありますからね。「根拠がここにある」って知るのは面白いことですよね。

宮子　そうそう。研究という知的な作業は今もどんどん継続して行われ続けているから、あとは臨床と学術をつないでいくことを、もっともっとできるといいなって思います。

自分の「肌に合う」哲学を探そう

西村　ナースの世界って、誰もが同じ水準で看護ができるようになったり、同じように考えたりすることに向かう傾向があるじゃないですか。私はある意味それを崩していきたいんです。交替勤務をしながらですので、「ある看護師がいないとできないような看護では困る」という現実は確かにあり

刑に処せられているというのは、人間は自分自身をつくったのではないからであり、しかも一面において自由であるのは、ひとたび世界のなかに投げ出されたからには、人間は自分のなすこと一切について責任があるからである」（J・P・サルトル著、伊吹武彦訳『実存主義とは何か』増補新装版、人文書院、一九九六年）

■宮子■

「肌に合う」哲学：宮子さんも私も、出会うべくしてサルトルとメルロ＝ポンティに出会ったと思っている。「自分の肌に合う」とは、と考え込んでしまいそうだが、やはり読んでいて頷かされる哲学は、肌に合うことの

ますが、「彼女だったらこういうところを突いてくるよね」とか「彼だったらやっぱりこっちの切り口だよね」というふうに、いろんな価値観や方法を持ったナースが議論しながら一緒に実践することで、患者さんの見方やケアの見落としを、うまくすくい上げることができるんじゃないでしょうか。

宮子　そうですね。患者さんの「その人らしさ」を尊重しろって言うわりに「看護師の自分らしさ」はあまり大事にされてこなかったかもしれませんよね。

西村　基礎教育でもそういう方針をもって教育できるといいなと思って、いま一所懸命働きかけているんですよ。いろいろな個性やそれぞれの持ち味を、ポジティブに評価して伸ばしていくといいんじゃないかなと思うんですけど。

宮子　先ほども触れたけど、私は博士課程に行って改めて自分自身の重要なキーワードは常に「選択」なんだ、とわかったのね。サルトルに惹かれたのも、選びようがない人生の中で、選びようがないさまざまなことをどう引き受けていくかについての彼の思想が、自分にはいちばん響いたからなんです。

判断基準だと思う。

それはある哲学が、以前から自分が考えていたことを納得のいく言葉にしてくれているということと、その哲学に学び、自身がそのように考えるようになる、という両者の循環の中で成り立っているためだと思う。いずれか一方ではなく、哲学とそれに出会って自身が育まれることとが両義的な構造となっている時に「肌に合う」が実感できる。

また哲学は、私たちの歴史の意味を解しつつ、その歴史と私とを結びつけてくれた。哲学によって、「私」が再発見されたとも言える。

さらに、この対談では、宮子さんと私とが、互いの哲学の促しの経験に触れつつ、たぶん私は看護の仕事も選択の連続として捉えているとわかったのね。例えば、痰がゼロゼロしている人を前にした時には、痰を取るか取らないかしかないわけですよ。私がナースになって二年目の頃、患者さんの痰を取ったらそのまま肺出血で亡くなってしまったことがあったの。その人が私の手を握りながら死んでしまった、死なれてしまったことがものすごく大きく自分の中に残ったんです。でも、その時の自分には痰を取るか取らないかしかなかったんだ、ということをわかっていることが私を支えたんだと思う。

西村　もしその支えがなかったら「私はやってしまった」ということだけに関心が向いてしまって……。

宮子　そうなったでしょうね。ただ、私がそれを選択の問題と捉えたのは、サルトルを知る以前に、自分は「**選びようがない状況**の中で選んで生きてきた」という感覚が常にあったんだとも思うんですね。たまたま自分は強烈な個性の親のもとに生まれて、その与えられた条件の中で一所懸命にやってきたんだっていう気持ち。これがたぶんあるんですよね。だからわかってしまうんですよ。常に選びようがない中で選び続けていく人たちと

相対的に自己を再発見することが起こっていた。どうやらこの構造は、対談相手を巻き込んでいきそうな気がする。そうであれば、私たちの対談に出会ってくださった皆さんとの対話も、肌に合った哲学との出会いの契機となりつつ、また自己の再発見を実現させていく、そのような可能性を持っている。

▪西村▪

選びようがない状況：前提として、臨床における選択には、以下の難しさがあると考えている。

①予後が不確定な中で、緊急性のある選択が求められる。②生命に関わる極限の状況で、理性的な判断が求められる。③高い倫理性

関わるのが看護だということを。看護とは何かという問題はおそらく人それぞれだろうけど、私の場合は大学院生活の中でサルトルの哲学に出会ったからそれを探究できたんですね。

西村　自分の再発見ですよね。

宮子　本当にそうなんですよね。探究をしてわかることですごく楽になったけど、**もともとそれは私の中にあったこと**なんですよ。まさにおっしゃるとおり「再発見」よね。

西村　私はここ何年か、遺伝性疾患を持つ患者さんの移植を選択した家族の語りについて研究しているのですが、完治を目指す治療法がないこともあり、子どもが成人するまでは診断を受けるなどはしないでおこうと考える家族が多いのです。でもあるご家族は、病気がわかった時に子どもと一緒にその場で医師の話を聞いたそうです。その時、その子どもの両親は「これをわざわざ告知って考えないよね、うちのスタイルだよね」というふうにおっしゃいました。

　それを聞いた当初、私は「そうか、家族のスタイルなんだ」と思っていたんですけど、いろいろ考えていくと、簡単に家族のスタイルと言ってし

が求められ、倫理的葛藤が生じやすい。④完全治癒など、誰もが望む最高の状態は、容易に選択できない。⑤経済原理を働かせてはならず、優先度がつけにくい。⑥しばしば、強く感情が揺さぶられる（宮子あずさ著『宮子式シンプル思考：主任看護師の役割・判断・行動―1,600人の悩み解決の指針』日総研出版、二〇一七年）

■宮子■

もともとそれは私の中にあったこと：サルトルの言葉で私が「これは臨床にぴったりだ」と感じたのは、以下のようなものだ。

――【死について】（死とは）「毅然として処刑に対する心がまえをなし、絞首台

まえない経験が含まれていることに気づきました。この方はご自身も遺伝性疾患を持たれていて、ほとんど同時期に子どもも発症してしまったんです。つまり、親の発病から子どもの診断まで時間が空いておらず、病気についての説明を一緒に聞くしかない状況が、この家族の「スタイル」と呼ばれる事態をつくっていたわけです。もともとの家族成員の個性のみがつくったスタイルというのではなくて、むしろ状況のほうがそのスタイルをつくってきたと言えるような事態が起こっていたのですね（『遺伝学の知識と病いの語り』ナカニシヤ出版、二〇一八年、前田泰樹との共著）。

宮子　その「状況」のことを「環境」のように言う人がいるじゃないですか。そうじゃないよね、もっと何か総合的なことなんですよね。

西村　そうそう。人の外側や周りにあるものじゃなくて、私たち自身が状況の中にありつつ状況をつくっているのですから、状況とともにしか生きられない。つまり、状況は自分から切り離して対象化することなんて完全にはできない。

宮子　サルトルはその「そもそも選べない状況」を**どう引き受けるか**、ということを問題にしているわけです。

の上で取り乱さないようにあらゆる配慮をめぐらしているひとりの死刑囚が、そうこうするうちに、スペイン風邪の流行によってぽっくり連れ去られるような例に、我々をなぞらえる方が至当であろう」（J・P・サルトル著、松波信三郎訳『存在と無―現象学的存在論の試みIII』筑摩書房、二〇〇八年）。

――**【排泄について】**（捕虜収容所体験）「あれは昼も夜もびっしりとした相互交渉の連続だったな。直接的に、対等に、眺め合い、話しあった。便所は共同でね。多くの人間と一緒に便所を使っていると、エリートというのは消えるもんだね。あれは観念論が消えてしまう見事な例だ」（A・アストリュッ

西村　ハイデガーの言葉を借りると、「世界内存在」というあり方とも言えますね。そもそもすでに「世界内」に我々がいて、その世界との関係の中で主体性というものが生まれてくることもあれば、従属も生まれてくる。単に自由とか従属がそこにあるわけじゃなくて、状況の中で、従属との関係の中で、自由と言わざるを得ない状態が生まれてくる、というふうに考える。

宮子　面白いね。

西村　たぶん宮子さんと私は、注目する現象やそれに対する驚きという経験がすごく重なっているけれど、それらを意味づける上で何を強調したり、どんな言葉を選ぶかに違いがあるんじゃないかな。肌に合う哲学を著した哲学者が違えば、自ずと概念や文体も違いますから。だから、看護一般に適した哲学じゃなくて、一人ひとりの看護職にとって「自分の肌に合う哲学」というのがあるんだと思う。それぞれのナースがそれぞれの生き方をしたり、それぞれがコミットメントすることや関心があるわけで……。いろいろな哲学者の考え方をすべて学習することは無理だし、どれかに出会いがあればいいのではないかと思いますね。

その出会いにグッと惹かれる時こそ、その人がもともと持っているぼん

ク、M・コンタ著、海老坂武訳『サルトル―自身を語る』人文書院、一九七七年）。

この感覚は、私自身の中にまさにあったものだと思う。

▪宮子▪

どう引き受けるか：西洋哲学では、基本的に「選択」できる限りにおいて人間は自由で自立していると考える。選択の問題を意識すると、以下のような思考になっていく。

①思考し、責任を持って判断する姿勢になる。②人のせいにせず、「自分が選んだこと」として引き受けられる。③不本意な選択をせざるを得ない場合でも、選択する余地を探す姿勢が生まれる（例えば、上司から強制力のある

やりとした問いが「はっきりとした問い」になるのだと私は思います。哲学というのは、そのような力を持っていて、何かをすぐに解決する方向へ促すのではなく、問い自体をしっかり確認していく、ある種の「作法」を教えてくれるものなんですね。

宮子　私も本当にそう思います。さあ、ちょっとお腹もすいたし、そろそろご飯にしない？

西村　はい。そうしましょう（笑）。

（二〇一六年三月二十五日　宮子邸にて）

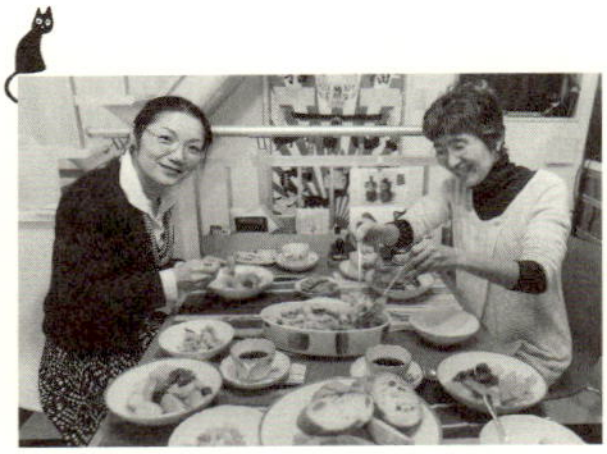

命令が下っても、その命令を受け入れるかどうかを考える自由はある。やむなく受け入れたとしても、無理に納得しようとするか、しないまま命令に従うか、心の持ちようは自分で決められる——たとえ収容所においても。

「たった一つのもの、すなわち与えられた事態にある態度をとる人間の最後の自由、をとることはできない」（V・E・フランクル著、池田香代子訳『夜と霧』新版、みすず書房、二〇〇二年）。

▪宮子▪

対話のあとに

宮子さんと話していると、二人が出会った哲学者や看護師になるという「選択」の仕方などに気づかされ、しだいに互いの違いが際立つように感じられた。他方で、話をしながら幾度も「なるほど」「そうそう」と思わされたことも多かった。それはなぜだろうか。

対談を振り返ってみて、こういう機会を持つことが重要だと思わされたのは、「なるほど」と了解できる、言い換えると宮子さんと共通していると思わされる点を、当初の共通点の「からだ」とは別の点において、自身が納得して頷くという身体性を通して、改めて見いだせたことにある。これまで宮子さんと、さまざまな機会に熱く楽しくお話をしたが、その度に、話のリズムが合うのか、いつも時間を忘れて語り合ってきた。

その際いつも気になっていたのは、宮子さんがサルトルの言葉である「選択」を、自身にとって重要な概念として、具体的な看護実践から人生に至るまで幅広い事象を紹介する際に用いていたことだった。とくに看護師としてのその都度の実践――例えば対談の中では、終末期の患者さんに痰の吸引をし、それによって出血を起こして亡くなるという衝撃的な出来事において、吸引をすることは自身にとって「選択」であったと理解し直すことをサルトルの思想が可能にし、それによって宮子さんが救われているという事実に、なるほどと思いながらも腑に落ちるところまでは至っていなかった。

しかしこの対談を振り返ってみて、これまで宮子さんの話を何度も聞いてきたにもかかわらず、私はこの「選択」の意味を捉え損ねていたことに気がついた。それまでは、「選択」というある種の判断をその都度していることに力点が置かれているように思ってしまっていたのだ。また同時に、私たち一人ひとりが言葉に与えている意味の違いが、理解の違いをつくっていたのかもしれない、とも思った。それは、私の先入見と言ってもいいだろう。しかし、とりわけ宮子さんの次の語りを読み返してみて、そうではなかったことを改めて知った。

〝私がそれを選択の問題と捉えたのは、サルトルを知る以前に、自分は「選びようがない状況の中で選んで生きてきた」という感覚が常にあったんだとも思うんですね。たまたま自分は強烈な個性の親のもとに生まれて、その与えられた条件の中で一所懸命にやってきたんだっていう気持ち。これがたぶんあるんですよね。だからわかってしまうんですよ。常に選びようがない中で選び続けていく人たちと関わるのが看護だということを。看護とは何かという問題はおそらく人それぞれだろうけど、私の場合は大学院生活の中でサルトルの哲学に出会ったからそれを探究できたんですね。〟（46ページ）

宮子さんは、選びようのない状況の中で、それでも結果的に何かを選び取って歩んできた。哲学に出会って文章を書いたり議論したりすることも、結果的に看護師となったことも、いくつかの選択肢からその都度の判断によって選んできたというよりも、さまざまな状況に押されてその都度必要なことに取り組む中で、結果的に選んできたのだ。

この宮子さんの言葉が、先のメルロ＝ポンティの言葉（22ページの注釈）のように、「待望」を私に再びもたらした。宮子さんと私には、哲学との出会い方という共通点があったのだ。

＊

私たちはこうして、互いの共通点から違いを見いだし、それをもとに別の共通点（納得）に気づき、そこから「私（自己）」を再発見していくことを経験した。それは、自己と他者の分離によってでは成り立たないものである。「肉体」と「身体」の違いはあるけれど、「一種の反省」が機能したことによって実現したと言っていい。そしてこの「反省」は、完結してしまうことがない。対談の後の振り返り、さらにそれを振り返る経験、ここで見いだしたことの振り返り……。まだまだ考え続けようと思う。次のようなメルロ＝ポンティの記述の解明も残っている。

――もし私が他人の手を握りながら、彼のそこにいることについての明証を持つとすれば、それは、他人の手が私の左手と入れかわるからであり、私の身体が、逆説的にも私の身体にその座があるような「一種の反省」のなかで、他人の身体を併合してしまうからなのである。私の二本の手が「共に現前」し「共存」しているのは、それがただ一つの身体の手だからである。他人もこの共現前の延長によって現われてくるのであり、彼と私とは、言わば同じ一つの間身体性の器官なのだ。

（M・メルロ=ポンティ著、竹内芳郎訳『シーニュ2』みすず書房、一九七〇年、一七〜一八頁）

（西村ユミ）

西村さんと話すのは、本当に面白い。それは、互いの中に自分と全く違うようでいて、意外に近い部分が見え隠れするからだと、今回の対談を通じてはっきりとわかった。意外に近いのは、看護を通して人間や世界について考え続けていること。そして、看護職を支援したいと考えていることだ。

西村さんと私は二人とも看護師国家免許と看護学の博士号を持っているが、彼女は大学教員、私は臨床の看護師。働き方は異なっている。西村さんは自身の研究を通じ、看護師が自分の仕事の意味を再確認する、素晴らしい支援をしている。これは西村さんの、看護師への温かいまなざしなくしてはあり得ない。

私にとって、西村さんは、何より自分の研究者としてのゼンマイをいい感じで巻いてくれる存在である。今回の仕事を通して、この先何年か頑張れるくらい、ゼンマイを巻き上げてもらった。これからも時々、刺激を与えてもらいたいと思う。

（宮子あずさ）

第2章

対話がつくる〝生きた経験〟

東京都済生会中央病院看護部

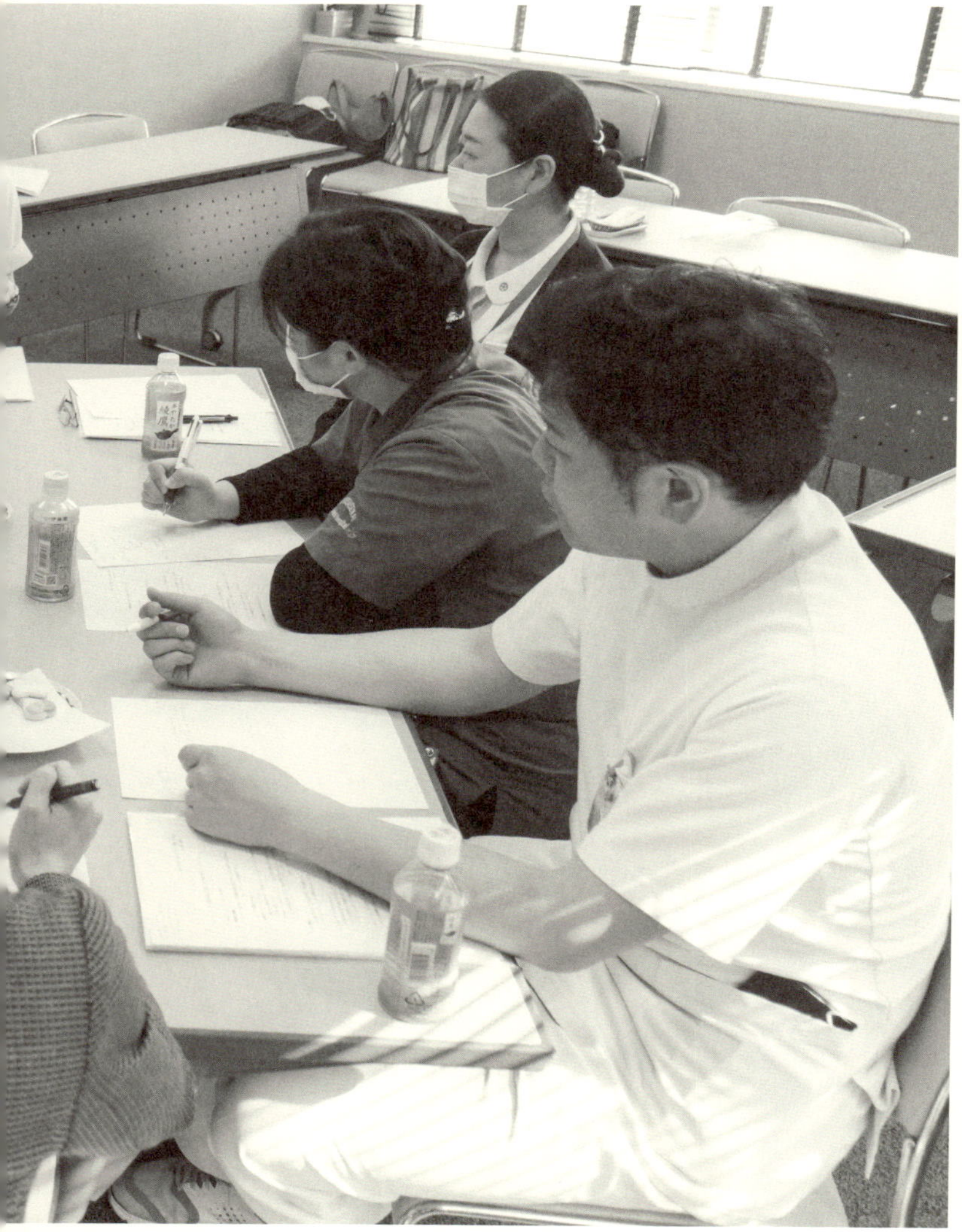

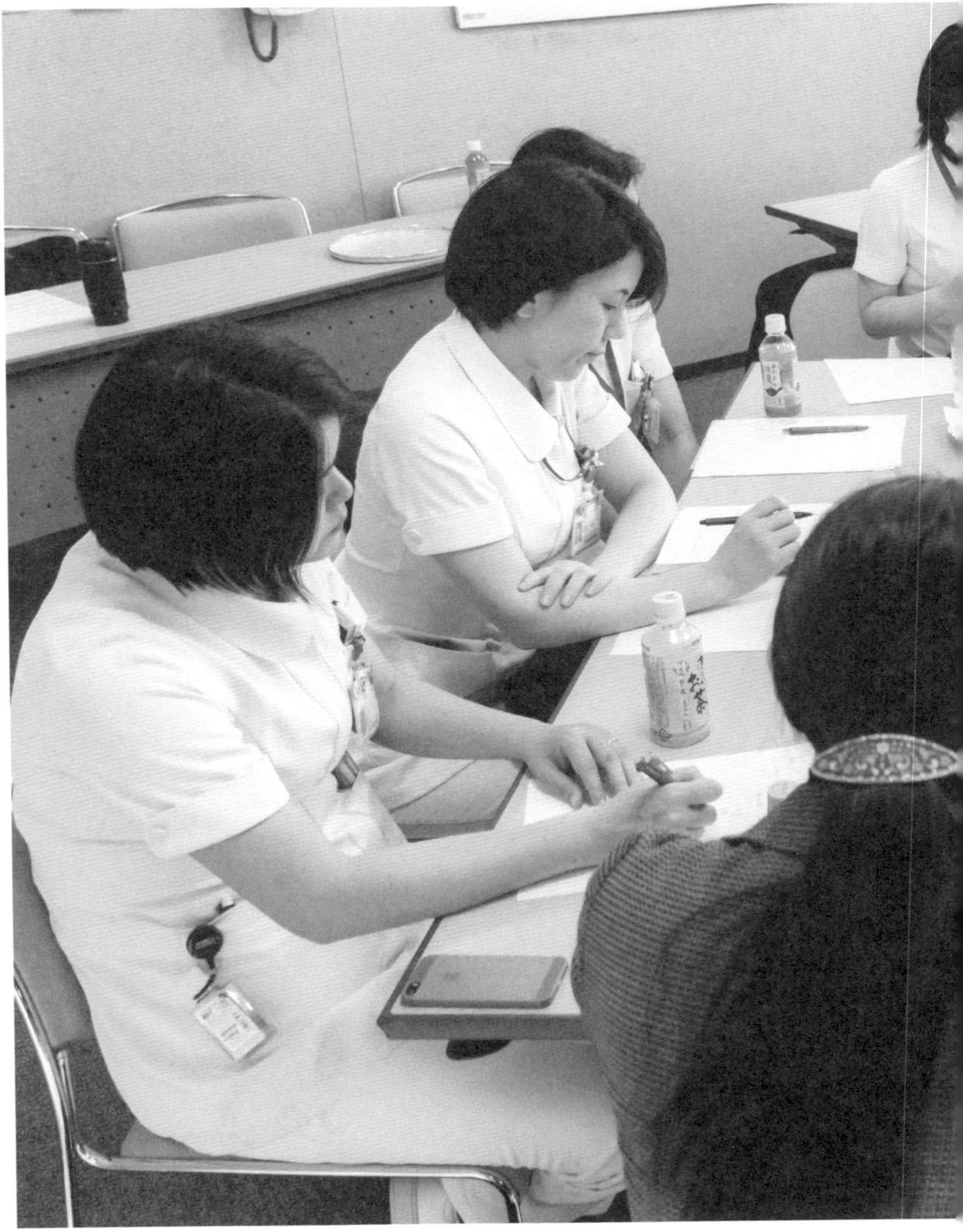

ここでご紹介するワークショップの模様は、東京都済生会中央病院に勤務する七人の看護師長たちが、自身の「引っかかりのある事例」を語り合った対話実践の記録です。

参加者の皆さんは、これまで数えきれないほど多くの患者に接し、多様な出来事に遭遇してきた中で、なぜそれぞれの事例を選んだのでしょうか。おそらくそこには、自分自身の看護へのこだわりや大事にしたいことと関係した、いわば自らの看護を反映した何かが含まれていたからでしょう。

それまで自覚していなかった物事を言語化し、グループでの対話を通して他者との理解の枠組みや視点の違いを明らかにすることで、過去の「引っかかり」に新たな意味づけがなされ、それは〝生きた経験〟へと変わるのです。

（本文中のエピソードは、当事者のプライバシーへの配慮から事実関係に変更を加えています）

ワークショップを始めるにあたって

西村ユミ（ファシリテーター）　今日は皆さんそれぞれにご用意いただいた経験を話していただきます。こうしたワークショップで大事なことは、まずリラックスできる場所をつくることです。例えばこの会議室のように座席が大きなロの字型だと、この人数ではちょっと不自由ですね。体の向きが悪いと集中できなかったり後から腰が痛くなったりしますから、長テーブル二枚を重ねて三人ずつが向かい合い、もう一人とファシリテーターの私が空いた両サイドに座るようにしましょう。あとはお茶やお菓子を準備してみんなで一緒に食べながら、というのもリラックスできていいですね。

それから、自己紹介の時に「想定外の質問」をしてほしいのです。意外なことを聞かれて「えっ?」と驚くことで、その場のモードが急に切り替わります。今日は「自分を電化製品にたとえると何になるか」にしたいと思いいます。そして「なぜそれを選んだのか」も言ってください。「電気ケトル」だったら「すぐに沸騰してキレるから」とか（笑）。その人の性格や癖などがわかりやすく伝わりますよね。他に「生まれ変わったら何になりたいか」などの質問も、意外な面白さや知らなかった考え方などが垣間見えると思います。

その他に気をつけたいことは、メンバーの利害関係です。例えば師長さん同士でも先輩と後輩、あるいは以前の上司と部下、プリセプターとプリセプティなどはなるべく避けましょう。あるトラブルを当事者として互いに共有していた場合、その二人ばかりがギューッと濃密な会話にはまり、他の人が引いてしまったりするためです。そうした関わりのない人同士、なるべくフラットな関係で五～六人のグループが組めるといいでしょう。

もう一つは「倫理的ガイドラインを示す」こと。例えばこのグループの中では共有するけれど外では話さないというルールを設ける、事例を出す際に名前を伏せるなどプライバシーを守りつつ議論していく、といったことです。

さらに、議論の中で相手に質問をする際にも注意が必要です。日々の職場ではスタッフのさまざまなトラブルに対し「なぜそうしたのか？」と尋ねることが多いと思いますが、こうした対話でそれをすると議論が原因を問い詰める方向に動いてしまいます。そのため「なぜ」ではなく「もう少し詳しく教えてほしい」という聞き方をルールにします。失敗やうまくいかなかったことの語りに対し「理由」を問われると、悪かったことの原因が誰かにあるとイメージされてしまいますが、「詳しく知りたい」であればそれを避けることができるからです。

除湿器、ミキサー、コードレス掃除機、電気ポット……

西村　実際にやってみることがいちばんなので、今から早速始めてみたいと思います。では自己紹介から。電化製品に自分をたとえると何になるでしょうか？ ちょっと考えてみてください。

まず試しに私からやってみましょう。西村と申します。今日は結構ゆっくりと話していますが、いつもはもっとけたたましくしゃべり、議論が途中でも「時間ですよ」と言って終わらせて帰っていくようなところがあり

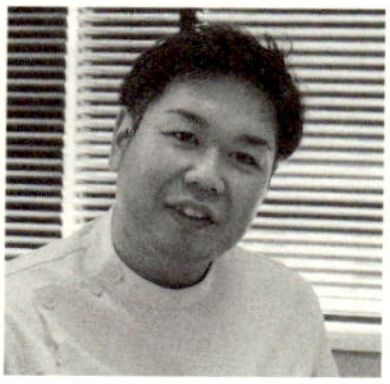

小島昌人（脳卒中センター看護師長）「管理業務とともに、脳卒中リハビリテーション看護認定看護師として〝起きられる体をつくること〟〝食べられる口をつくること〟〝トイレで排泄すること〟を主軸にした実践と活動を行っています」

ます。だから自分は電子レンジかな。「チン」でストップ。まだ足りなかったらもう一回スイッチを押して「チン」したらそれ以上やらない。そんな西村です。よろしくお願いします！

小島昌人　電化製品ですか……。なんだか調理器具ばかり思い浮かぶなあ。

佐藤弘恵　私、好きな家電はいくらでも挙げられるのですが、それが自分と結びつかなくて……どうすればいいのかな。

西村　何か理由があってその家電が好きなのです。例えば小島さんが調理器具ばかり思い浮かぶのは、きっとよく料理をされるからでしょう。私はせいぜいブロッコリーを茹でるくらいで料理を全くしないから、電子レンジをよく使います。つまり料理は私がするのではなくて、電子レンジがしてくれる。そんなふうに考えると、何か自分らしさを表しているように思えてきます。

佐藤　なるほど～。

土方ふじ子　土方です。私の場合は性格にたとえると除湿器ですね。存在が薄くて……。

一同　え～っ!?（笑）

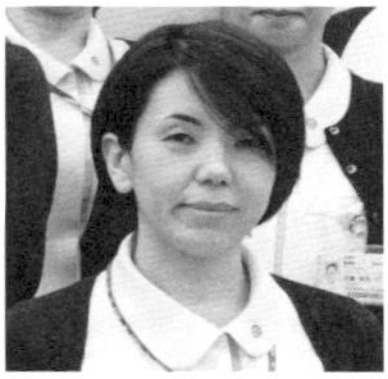

佐藤弘恵（患者支援センター広報室長・看護師長）「二年前より今の仕事に就いて活動しています。病棟勤務の時と違い、仕事上関わる人々が院内外にわたってとても多くなりました。さまざまな職員の皆さんの力をお借りして、ステキな病院ＰＲを行っていくのが今の目標です」

土方　自分自身のことをすごく地味だなといつも思っていて、部屋のどこかにそっとあって、常に誰かのそばで何かを静かに吸っている感じ。その様子は端からはあまり見えないような……。

西村　皆さん、拍手と「え〜っ⁉」とが入り混じってますね（笑）。

佐藤　加湿じゃなくて除湿のほうなんだ（笑）。

土方　そう、加湿ではないな。やっぱり除湿かな。

西村　面白い（笑）。じゃあ佐藤さんはどうですか。

佐藤　はい。佐藤と申します。私はミキサーを使ってジュースや料理をつくるのがすごく好きなんです。なぜ好きなのか考えたのですが、アンティークのミキサーを一台持っていまして、ブレンドの種類をいろいろと選べる機能があるんですね。混ぜ方にも多様性があって、氷をクラッシュしたり完全にペースト状にしたり、いろいろと使い分けができて私には使い勝手がいい。今、先生がおっしゃったような、自分の行動パターンと結びつきがあるかどうかはわからないけれど。

西村　病棟スタッフのいろいろな個性を上手にブレンドされているとか。

佐藤　どうなのでしょう。いろいろな人たちの力をミックスさせながら成

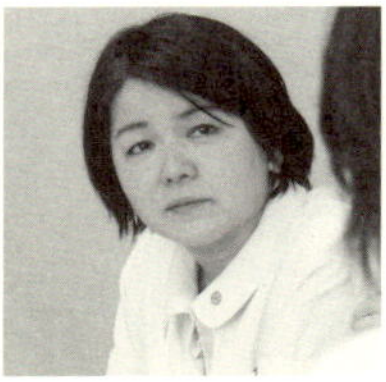

土方ふじ子（人材育成センター 看護キャリア開発室 看護師長）「十年以上前からスケジュール手帳にこだわっています。年々サイズが大きくなり、紙質やレイアウトにもこだわり、プライベート用と分けたりもしたけれど、余計に混乱し失敗したことも……。今は白衣の左ポケットに入る月表示の手帳一冊のみ。時間管理の他、感動した言葉や印象に残ったことを書くようになって、使い方も変化しています」

果を出していくことを常に念頭には置いていますが、それをうまくできているかどうかはちょっとわかりません。

安原祐子　安原です。私はコードレスの掃除機（笑）。使いたい時にすぐに使えてすぐにしまえるところが好きなだけですけど。家にベビーシッターさんが来てくれるので、その日の朝は汚れた所だけサッと掃除でき、すごく便利でいつも活用しています。自身と結びつけるなら「簡単に体裁を整えている自分」かな。

西村　環境を素早く整える力がおありなのでしょうか。それも大事ですよね。

安原　そんなに深くはないです（笑）。とりあえず必要なことを押さえて回るみたいな感じなのかなと思います。

西村　なるほどね。きっと今、皆さんが普段の安原さんのことをいろいろ想像していると思います（笑）。

山根絵里　山根です。自分は電気ポットかな。沸点に達すると思わず……。

一同　（笑）

山根　電源が入っていない時は静かなのですが、誰かが何かのスイッチを

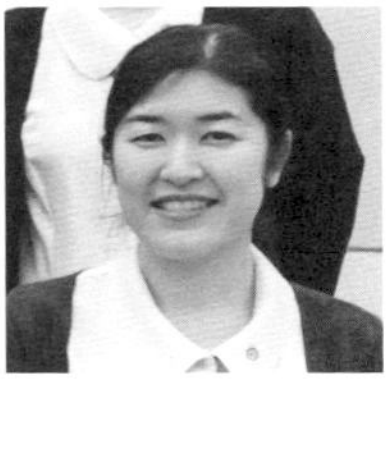

安原祐子（クリニカルセンター 褥瘡予防対策室 看護師長）「看護師になり、今日まで仕事を続けていることに自分自身でも驚いています。〝何かやってみようと思った時がやる時〟をモットーに直感で動いているから続けられているのかもしれません。これからも、この感覚で乗り切ろうと思います」

入れて、何かのきっかけがあると、どこかが切れてワーッとなるところがあるので。

西村　面白いですね。沸騰しちゃうんですね（笑）。

山根　でもすぐに冷めるんですよ。

小島　あー、保温力がないから。

土方　山根さんは保温機能がないらしいよ（笑）。

小島　違う違う、脚色しないで！（汗）。

一同　（笑）

西村　でも、誰かが「スイッチ」を入れないとそれは起こりませんよね。

山根　はい。だけどそのあとすぐ自然と〝保温状態〟になってしまいます。

西村　じゃあ次の方、よろしくお願いします。

三原佳世子　三原です。私は布団乾燥機。冬は温めることができて夏は涼しくできるから。私にもそんな二面性があるなと思って。飴と鞭じゃないけど使い分けてやっているつもりですが、うまくいっているかどうかはわからないですね。

小島　乾燥機って、涼しくもできるんだ。

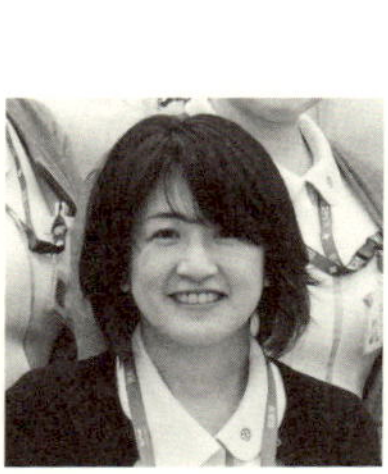

山根絵里（感染制御センター　看護師長）「現在私は感染管理認定看護師として、専従で院内の感染管理に関する業務を行っています。感染対策でいちばん重要なことは〝手指衛生をいかに適切に正しく実施するか〟だと考えており、日々その重要性を訴えています」

西村　私も初めて知りました。

三原　「涼風」という機能があるんです。

西村　来週になったらみんな買っているかもしれませんね（笑）。

髙坂涼子　髙坂です。私はダイソンの「ホットアンドクール」。あれって結構、音がうるさいんですよね。うちの娘に「ママみたい」って言われたんです。いつもガミガミ言っているから（笑）。病院でも会議などで私がいないと「なんでいなかったの？」ってすぐバレたりするし。

一同　（笑）

西村　確かに、声が全身から出ている感じがして存在感がありますよね。じゃあ次、小島さん？

小島　小島です。やっぱり僕は調理器具のホットプレートかな。山根師長の話じゃないですけど温度設定ができるから。熱を入れたり、保温したり、揚げたり炒めたりいろいろなことができるものもあります。「一台で何役もこなせる」という考え方もありますが、むしろまず先に温めるべき何かがあって初めて活躍できるところが自分らしいかな。

西村　下から温めると病棟のスタッフがどんどん成長していくようなイ

三原佳世子（総合健診センター 看護師長）「三年間ICUに在職した後、病院関連施設へ出向し、今年の二月から今の仕事に就いています。初めて関わる部署なのでまだまだ手探り状態ですが、スタッフのやりがいや、受診する方が求められていることを考え、選ばれる健診センターになることを目指して、日々頑張っています」

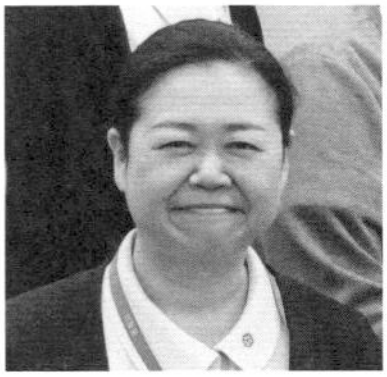

メージでしょうか？

小島　そうなってくれると嬉しいなといつも思っています。でも「ないと困るほどじゃないけど、あったほうがより便利」くらいの位置づけですね。

西村　ありがとうございます。ここからはそれぞれが体験された「引っかかる事例」についてお話しいただきましょう。ではまず、土方さんにお願いしましょうか。

犬に会わせてあげられなかった

土方　まだ自分の中でうまく整理ができていない出来事なのですが、私は肺がんで終末期にある患者さんたちを多く看ています。他の病院に移る時間もなくあっという間に亡くなっていかれるケースが非常に多く、その方もそんな患者さんの一人でした。年齢は五十代後半ぐらい。高校を卒業して東京に出て来られてからほとんど一度も故郷に帰らず、ご家族とは疎遠でした。暮らす家はありましたが身だしなみはあまりきれいではないような生活状態で、結婚もされておられなかったので、結局亡くなったあとに

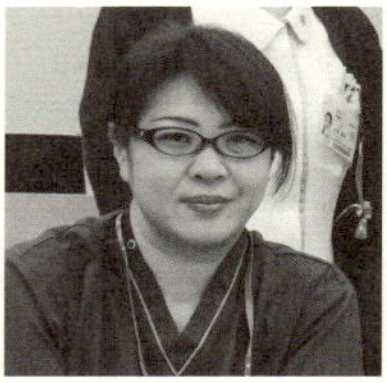

髙坂涼子（手術室 看護師長）
「手術医療に携わる管理者として、安全で安心な手術看護を提供するために、看護実践能力の向上を目指した部署運営体制の構築の他、新人看護師に対する指導内容の充実や、そのよりよい方法の模索など、人材の育成に取り組んでいます」

妹さんが迎えに来られ、スーツを着させてもらい帰って行かれました。

人とのつながりが薄い方でしたが、飼われていた犬に会いたいとずっとおっしゃっていました。かなり状態が悪くなってからも毎日のように犬に会いたいと言い続けておられましたが、病院に動物を連れてくることは通常できません。それでも何とかしようと思い、かなり時間が経ってからようやく病院と掛け合って、申請を書いている途中にその方は亡くなられました。

私の中では今もまだ、最期に犬と会わせてあげられなかったことがどうしても心に引っかかったままです。なぜそれができなかったのかと自分を責める気持ちに、亡くなっていく人を見るつらさも重なって。肺がんの最期って、相当に苦しそうに溺れるように亡くなっていかれます。患者さんが亡くなることの多い病棟だったので、そこで人を見送ることにすごくエネルギーを吸い取られてかなり消耗し、疲れていた上に、飼っていた犬に会わせてあげるという、たったそれだけのことすらできなかったのが、心の中で大きなしこりになっています。

西村　かなり前のお話ですか？

土方　病棟に配属されて間もない頃だったと思います。その当時はスタッフ同士の考えがうまく噛み合わなかったり人手が足りなかったりと、みんなをまとめるのがとても難しい中で、苦しい経験をした患者さんだったのです。

西村　皆さん「うんうん」と頷いているので、きっとその病棟のことはイメージができているんですね。師長さんになりたての頃のことですか？

土方　まだそんなに経っていなかったと思います。

西村　どなたか、もうちょっと詳しく聞いてみたいことはないですか？

高坂　土方さんご自身が、結構この方に携わっていたんですか？

土方　そうですね。でも多弁な方ではなかったから、朝晩ちょっと顔を見たり少し声をかけたりする程度でした。

西村　他にプライマリーのナースは付いていましたか？

土方　もちろん受け持ちがいて、メンバーからも「何とかなりませんかね」っていう声はありました。どんなに気持ちや時間に余裕がない状況でも、**患者さんに目がいくと、それはそれでやっぱり自分たちに何ができるかを考える仕事ですから、みんな一致団結します。**その意味ではこの患者さんに向き合うのはすごくいい機会でした。

西村　積極的にカンファレンスを行ったり、皆さんが意見を言う機会はあったのですか？

土方　それどころではなく、とにかく業務を回すことで精一杯でした。

西村　大変な状況だったんですね。

土方　今ならまた違う対応もできると思いますが、まだ知識も技術も自信もない時期に、あの状況にどう対応していいかがわからず困っていたのでしょうね。

西村　それでも、患者さんに「犬と会わせてあげたい」と思えるエネルギーが出てくるのはすごいですよ。

土方　それくらい患者さんは、何度も「苦しい、苦しい」っておっしゃっていたから。もちろん、みんなで手を握ったりさすったりはしていましたが、どうすることもできない苦しみを毎日見ていると、やはりつらくなる。だから私だけでなくみんなが「何かできないか」って考えていたと思います。

西村　人が亡くなっていくのをずっと見ているのはつらいですよね。難し

患者さんに目がいくと、それはそれでやっぱり自分たちに何ができるかを考える仕事ですから、みんな一致団結します：このワークショップでは、師長さんがご自身のことを語りながらも、しばしばそれを「みんな」にとっての経験として表現されていた（「みんな」の成り立ちについては、西村ユミ著『看護師たちの現象学――協働実践の現場から』青土社、二〇一四年、で分析している）。

例えば山根さんも、「悔しかったんでしょうね。病棟スタッフもその気持ちは同じだったから、すごい結束力がありました」と語っている（83ページ）。

こうした語り方から、いかに看護が、「みんな」「スタッ

い状況にあった病棟でそれを経験されてから、もう何年も看護職をされていますが、今もまだずっとそのつらい感覚は続いているのですか？

土方　そうですね。患者さんの死は誰にとってもショックだろうし、そのことを後輩たちに教育していくことが大事なので、スタッフに「死ぬことと生きることは一回しかない。そこに立ち会えるなんて私たちは本当に恵まれているね」という話をするのですが、自分自身は人が死んでいくことをまだ受け入れきれていないわけです。死を考えることはつまり「どう生きていくか」ということなので、それをずっと自分に問いかけているような気がしています。まだその答えは出ないままですね。もちろん私自身の人生にテーマはありますよ。いつも楽しく生きることを大事にしたいと思っています。だけどそれもできているとは言えない。何かに集中したり、何かにこだわって生きることができていないという不全感があって、実はそれとも重なるのかなと思ったりしています。

西村　除湿器とはちょっと違うイメージのお話がいっぱい出てきました。むしろエネルギーを皆さんに放出していそうな気がしますが。

土方　加湿器は周りに対しオープンに拡散させていくじゃないですか。で

フたち」とともに行われているのかが見えてくる。そして「みんな」は、患者さんによって考えさせられ、悩み、時に後悔し、しかし一致団結したり結束力を持ったりして、「何かできないか」と実践をつくり上げていく。病棟やセクションを管理している師長さんたちは、その過程を、実体験をもって知っており、またそれこそが看護のあり方だと思って大事にしている。

師長さん方は、意識して「みんな」と語ったというよりも、語りの流れの中で意図せず、そのように表現していたようだった。きっと、日頃から師長さんたちが看護管理において気にかけていることでもあるのだろう。

も除湿器は静かに吸い取るんです。気がついたら中に水が溜まっているという。

小島 だけど、溜まった水は捨てられるようになっていますよ。何かのきっかけで、一度、空っぽにすることができる。

土方 そうかもしれない。

小島 ずっと溜め込むだけだったら困るけど。

土方 最近は、じょうろが付いていて溜まった水がそのまま外に流れるようになってる。それだといいね。自然に流れていく感じでね。

告知ってなんだろう?

西村 じゃあ土方さん、次の方を指名していただいていいですか。

土方 えっと、山根さん。

山根 外科病棟に行って初めて主任になった時、師長さんから「この方のプライマリーをしてほしい」と言われた患者さんでした。三十代後半ぐらいの女性で、外来で進行性の胃がんが見つかったのですが、パニック障害を持っておられたことと家族の希望で告知ができない状況でした。手術のことも、本人には「胃潰瘍なので全部取りましょう」という説明だったのです。当時は告知することがようやく一般的になり始めた頃でした。

手術後に一回だけ化学療法をしたのですが、それにも「予防的なものだから」という説明をしていました。ご本人も現実をあまり直視しようとしていなかったと思います。抗がん剤治療の副作用がとても強くて「予防だったらしなくてもいい」と拒まれたので、経過を見るかたちで退院となりました。その後数年が経過し、腹膜播腫により腹部がガチガチの状態で再入院されました。その時も私は受け持ちを継続していて、最後はもうお腹に瘻孔ができ、腸が癒着を起こして便が出てくるようになりストーマを使っていましたが、それでも復調していないという状況でした。

本人は、そんな状況をおかしいと思われつつ、現実を直視したくないため何も尋ねようとされないし、周りも何も言わない。ただ、ご家族の旦那さんは私たちと一緒にずっと患者さんのそばに付いて献身的に支援してくれていました。私たちは、ご家族みんなで過ごせるお正月も今年限りではないかと考え、カンファレンスで外泊や帰宅を検討したのですが、本人はよくなると思っているので「なぜ点滴をつけた姿でおうちに帰らなきゃいけないの?」と外泊を望まれません。一方で、不安になるとパニック発作を起こし誰かがそばに付いていなければならず、結局最期まで家に帰れないまま病院で亡くなられました。

いったい本人にとってどんな最期が望ましかったのか、結局誰にもわからないままでした。そもそも外泊(帰宅)も私たちの一方的な思いから「最期は自宅で」と決めつけていたのかもしれないし、告知しなかったことがよかったのかどうかもわからない。告知したら違う最期が迎えられたのだろうか、いったい告知ってなんだろう……と、今もまだ消化できていません。私たちがよかれと思ってやっている看護は本当にその人や家族が望んでいることなのか、本当にしてほしいことをしてあげられているのか、こじつけになってはいないのか、ただの美談や自己満足じゃないのか……。そう考えると、以前はもっとつらくて泣いたりしていましたが、ようやくこうやって話せるようになったし、だんだんと「結局それでいいのかな、答えはないのかな」と思えるようになってきました。

しかし今でも、時々似たような患者さんのケアに入ったり、師長の立場で何かを言ったりする時に「きれいごとじゃないのかな」とか「本当は違うのかな」なんて深読みをしてしまいます。でもやっぱり生活の場は病院じゃなく家のはずだから、患者さんはきっと家に帰りたいでしょう。そのために何かできることを考えるべきです。スタッフにもそんなふうに患者さんに目を向けてほしくて、常に自問自答しています。

先ほど土方さんは「死を受け入れきれていない」と言っていましたが、じゃあ私はどうなのかな。死というのは必ずあるもので逃れられないから、実はみんな心のどこかで受け入れながら、やがて亡くなっていくのかもしれない。だからそれまでの間にできること、やりたいことのためにしてあげられることは何かなって思った時に、あの患者さんはどうだったのかなって思い返します。

西村　何年ぐらい前のことなのですか？

山根　もう十五年以上前のことです。その患者さんに少し関わりすぎたと感じるところもありました。プライベートと仕事はもちろん分けていましたが、病院にいる時は精一杯やろうと思っていたし、他の患者さんよりその人に集中していたから、主任という立場からみんなにもきれいごとを言って、同じ看護を強いていたところもありました。そのことも引きずっている原因になっているかもしれません。患者さんに私的感情を入れ込みすぎて自分が壊れてしまわないようにと、どこかで線を引くようにする自分のことを「冷たいな」と思うこともあります。

西村　自己紹介で話された電気ポットのことを思い出しました。それに世代的なことも感じましたね。私が学部の頃にインフォームド・コンセントという言葉が輸入されてきて、実習の時は告知しない雰囲気だったのに、卒業と同時に告知する方向に動いた世代でしたから、ちょうどその頃でしょうか。

山根　そうですね。まだ狭間の時期でした。

三原　みんな葛藤している時代でしたね。

佐藤　「患者さんは病状を知らないから、言わないように気をつけて」という申し送りもありました。

山根　今の時代から考えれば、そうした対応はすごく無責任ですよね。他の事例でも、告知をしないでほしいと言ったご家族自身が、だんだんとそのことに耐えられなくなってしまい、病院に来なくなったことがありました。患者さんはすごく不安と不信感が募っていたけど、医師はそうした面での対応を看護スタッフに任せきりでした。

告知をどうするか決める際には、やはり家族にも覚悟をしてもらった上で、患者さんに安心していただかなければなりません。そう考えると、先程の事例ではご家族が逃げずにしっかりと立ち向かい、患者さんに寄り添っていました。告知の問題は本人だけでなくご家族も含めてケアしないと、最期の最期に破綻してしまいます。あの頃は、おそらく医師にもそういう覚悟ができていなかったし、関係するみんながきちんと覚悟を決め意思を統一しなくてはいけなかったのです。

三原　山根さんがこの件についてやっと話せるようになったのは、どれくらい前から、何がきっかけだったのですか？

山根　それは今だと思います。私、今日も泣いちゃうかなと思ったけど大丈夫でした。何年か前に師長会で自分の看護について語る場があった時は……。

土方　あ、あの時と同じ事例なんですか？

山根　うん。でもその時はあまりうまく話せなくて、ウルウルしてくるからもう途中で話を切ってしまいました。その後もまた同じような機会があったけど、全然違う事例しか出せなかったし。だけど今日、もう一回トライしてみようと思って話しました。

土方　これで三回目？

山根　そう。

三原　じゃあその間もずっと悩んだり考えたりしていたんですね。

山根　それでいいのではないかと思えるようになってきました。これ以上突き詰めると苦しくなっちゃうから、これも一つの経験として受け入れようと、今なら思えるし、**たぶんこうして何回も声に出してみんなに聞いてもらい、言葉を返してくれたり、一緒に「うんうん」と頷いてくれることで消化しつつあるのかな**と、今気がつきました。

西村　すごいですね。

土方　でも、閉じていた蓋を開けるのにはずいぶん勇気が要りましたよね。

山根　そう、ずっと話さなかった。

安原　昔は、こんなふうに自分自身の看護や実践について語る時間や場面がありませんでしたから。

たぶんこうして何回も声に出してみんなに聞いてもらい、言葉を返してくれたり、一緒に「うんうん」と頷いてくれることで消化しつつあるのかな：拙速に言語化しすぎることにも注意が必要だ。つまり、語ることができるまでには時間がかかり、また語る場や相手、その場の雰囲気や応答など、さまざまな

西村　それに以前は、感情を表現することへの抵抗のようなものがありましたね。例えば患者さんが亡くなった時に泣いてしまうナースがいると、先輩からなんとなく「我慢しなきゃね」って言われるような雰囲気とか。

土方　感情を出す訓練などの必要性が言われるようになったのは、最近のことですね。

西村　そういうことはやはり必要ですね。除湿器に溜まった水を抜くためのホースみたいなものが。

山根　必要だと思います。

西村　自問自答を続けているということも、すごく大事なのではないでしょうか。十数年もずっとですよね。

山根　今でも、その患者さんが亡くなった時期が来たり、同じような出来事があったりすると思い出します。どこの病棟で、どのお部屋で、どんな最期だったかも全部覚えていて……。

土方　フラッシュバックのようになっているのかな。

山根　最初はトラウマかなと思ったけど、その出来事から逃がれたいと思ったことはなかったから、そうではありません。でも思い出すんです。

状況が整って、ようやく語れることもある。「消化しつつある」という表現は、ようやく語れそうになり、他者に受け止められながら語り出した、その状態を表しているのだと思う。

まだ話せないために、山根さんのように途中で話を切ってしまえる場合はよいのだが、最後まで語ることで、かえって傷ついてしまう場合もある。すると、その人にとってとても大事な経験が、二度と思い出したくない経験になってしまう可能性がある。そのため、時宜を得ずに語ることには危険が伴うことも、気に留めておかなければならない。山根さんは、このワークショップで語ってくれた経験を「ずっ大事なことを忘れそうになった時に、何かが思い出させてくれているのかな。

土方 医師だって受け止めきれていないなかったのに、よく看護師として逃げなかったね。

山根 悔しかったんでしょうね。病棟スタッフもその気持ちは同じだったから、すごい結束力がありました。患者さんに何かをしてあげることや、少しでも効果があったりすることが楽しかった。上司から在院日数のことを言われて、余計に「こんちくしょう！」と思ったりもしたし（笑）。

西村 本当に大切なご経験なのですね。お話しいただけてよかったです。

山根 泣いたりなんかすれば、逃げたような感じが強くするので、それは性格上、嫌なんです。

西村 立ち向かう。電気ポットが熱湯を吹きながら（笑）。

土方 （笑）突き進んでいく感じですね。

西村 ありがとうございました。では、山根さんから次にどなたかご指名を。

山根 じゃあ、三原さん。

と話さなかった」と、意志を持った表現で伝えてくれている。話したいけれども話せる状態にあるかどうかについて、ご自身で吟味してきたことの表現だと思う。

もう一つ加えると、機が熟す前に拙速に言葉にすることで、経験の意味を固定してしまう可能性がある。もっと考えておきたかった、もっと大事にしたかったことを言語化によって固定してしまい、別様の意味を与える機会をなくしてしまう。あるいは、それ以上、考え続けることをやめさせてしまうことがある。

以前、研究で「看護を語る場」を持ったことがあるのだが（西村ユミ著『看護実践の語り――言葉にならない

三原　婦人科の病棟にいた時の患者さんでした。四十代前半の若い方で、子宮頸がんの手術で転移が見つかり、化学療法をすごく頑張って、何度も何度も再発したけど乗り越えてきた人でした。しかし最後に入院された時に何が原因かは不明ですが、感染を起こして治療が継続できなくなってしまったんです。すごく痛みに苦しんで、腹水もパンパンに溜まるから対処療法的に抜くのですが、やっぱり痛い。そこで麻薬を使い始めると、せん妄状態で行動がおかしくなり始めたのです。ベッド上にいられなくなったので最後は「お座敷ベッド」といって、床にマットを敷いてゴロゴロしても平気なように対応していました。だけど、それで本当にその人の尊厳や希望に添えられていたのかなと思うんです。医師の治療方針に関しても私たち看護師の考えとはうまく合わなかったし。

　彼女はやっぱり家に帰りたかったんですよね。口から食事を摂ることが難しかったのでＩＶＨで栄養摂取ができるように訓練をして、いよいよ帰ろうっていう時に、ＣＶポートから感染を起こしてしまったので余計

営みを言葉にする』新曜社、二〇一六年）、その際、一人の看護師さんが何度も鼻をすすりながら「今も消化できない」経験を語ってくれた。

　その看護師さんは、自分がある患者さんに行った看護の意味が見いだせず、何度も何度も自分に問いかけ続けていた。二年近く語り合った後に、患者さんがこのように考えることをさせてくれた、与えてくれている、と理解し、さらに、結論を急がず考え続けたいという意志も語ってくれた。

　結論づけは、それ以上考えることを不要にする。考え続けてようやく少しだけ言葉になってきたことは、もう少し粘って考えてみてもいいかもしれない。

につらかった。どうしてあげればよかったのかなって。当時はスタッフが足りなくて私は外来も担当しており、そこでもその患者さんを受け持ちしていました。よく話も聞いていたから彼女の思いも知っていたし、治ることは難しくてもその人が望む治療や生き方を選択させてあげることはできたのではないかと思います。

先ほどの自己紹介で、私には二面性があるって言いましたけど、その患者さんに対してすごく気持ちを入れ込む一方で、逃げちゃうところもどこかにあったんです。山根さんが言うように、引かなきゃいけない線もあるのだなとは思っていましたけどね。彼女が精神的に不安定な状態になった時に、そばにいて何かしてあげられるわけでもなく、ただ長くいてあげられるわけでもなかったことに、後悔のようなものがあります。

その頃は、すでに緩和ケアのドクターやナースがいて介入してくれていましたが、もっといろいろなことをカンファレンスで話し合い、安楽や精神的安定のためにできることがあったのではないか、という後悔です。「お座敷ベッド」に置いた足に腫れが出てきて苦しんでいる彼女の様子が思い出されて、今の自分がそれに立ち向かえるように変わっただろうかと考えるとまだまだで……（涙が溢れる）すみません。何がよくなかったのか、どこにフォーカスしてあげればよかったのか、今も整理ができていなくて……。

山根　私、いま病院の感染管理を担当しているのですが、三原さんの病棟で感染のことで何かがあった時に、すごく敏感だったから、もしかしたら……。

土方　あ！ そのこととつながっているの？

三原　患者さん本人にはどうしようもできないわけじゃない？ だから結局、看護師の手にかかっているんですよね。どう考えてみたところで、起きてしまった感染の経路はわからないのですが、ＣＶポートは看護師が操作をしているので何か起これはどうしても原因はそこにあるのではないかと思ってしまう。免疫力も下がり体力も落ちていた状態で、それでも自分は管理者としてスタッフを教育する中で、終末期といえども本人も治療に専念して頑張ろうとしている時に感染を起こしてしまった。どこに問題があったかは誰にもわからないんだけど、自分の中に後悔のような悔しいような思いがあって、ずっと心に残っているのだと思います。そこも本当に人手が足りない病棟だったので、いつも口酸っぱく「感染に気をつけるのよ！」とか言いまくって、高坂師長みたいにワーッ！とやっていたわけね（笑）。
でも一方で、スタッフを温和に見守りながらやっていた時期もあったので、そういう自分も嫌で受け入れられないんです。たぶんいろいろなことが重なっているのでしょうね。今こうしてしゃべっていて気づきました。人が少ないのなら管理者として「これでは患者さんの安全が守れない」と言えたのではないのか、自分たちだけで何とかしようと思うべきじゃなかったのではないか、という後悔があるんです。

西村　土方さんが気づかれたとおり、そうした思いが今の実践につながっているみたいですね。

三原　全然自分ではそうは思っていませんでした。ちょっと支離滅裂でしたね。

土方　すごく意外なのが「二面性」のこと。三原さんのことは長く見てきたのに、全く気づかなかった。

三原　上手に隠してるから。

土方　隠してるの？

三原　私ってよく「鎧を脱げ」って言われるじゃない？　でもそうでなければ、たぶん立ち向かっていけないんだよね。

土方　二面性じゃなくて「弱い自分」かな。

三原　弱い自分なのかな、鎧をかぶっているのだとすれば。たぶんそれには気づいているけれど、それを見せるとこんなふうになっちゃうから見せたくないんですよ。「涙はうちに置いておきなさい」と言われましたし。

佐藤　昔？

三原　最近。

土方　泣いちゃダメなの？　泣いたほうがいいよ。

小島　さっきの話となんか違う気が……。

佐藤　泣いちゃダメかな。

土方　泣いていいよ。

安原　溜めこまないほうがいいと思う。

三原　時と場合によりけりじゃない？

土方　弱い部分は見せていいと思う。

三原　少しずつ見せればいいのかな。こういう場があるから弱い部分もいっぱい出せる。先ほど安原師長が言ったように、もっといろんな場で語れるようになるといいですね。

土方　でもこういう場でもそれを出すことって、すごく勇気がいるんじゃない？　自分もしゃべっているけど、考えたらすごい勇気だよね。
山根　これが例えば、全然知らない初対面の人同士だったら、なおさらね。
三原　でも、知っているからこそ言いづらい面もあります。知らないからこそ言いたい放題言える場合もあると思うんですよね。
佐藤　ありますよね。
山根　今ここで、それを超えたような気がする。知っている相手だからこそ教えたくないところもまた超えた上で、言えている。
三原　今回このような機会をいただいて、何か話せるかなって考えてみたら、この話が頭に浮かんできたんです。**それまでは自分の中でもどこかに隠れていました。しばらく長い時間。**
西村　そうですか。話したくないけど、でも言ってみようと思ったのですね。感染に対して自分たちが関係しているかもしれないというのは、スタッフを支援する管理職の立場から考えるとつらいことですね。だからその経験が今の感染対策への意識に深いところでつながっているというのも、わかる気がします。

それまでは自分の中でもどこかに隠れていました。しばらく長い時間：想起することで自身が苦しくなってしまう経験や、しまい込んでいた引っかかり、それが、こうした機会に浮かび上がり、語ることによって他者と分かち持たれた時に、それまで

土方　あともう一つ教えてください。精神面で不安定になった患者さんに何もできないことってみんなありますよね。例えばここ何年かは「寄り添う」という言葉が流行っているけれど、きっと何もしていなかったわけではなくて、たぶん「見守る」ことはしていたと思う。どうですか？

三原　何もできなかった、という言い方にはちょっと語弊があるのかもしれない。しっかりと見守りはしていたし、スタッフもよくやってくれていたし。それでも「もっとできたのではないか」と、もっと、もっと、になっちゃうわけですよ。これって欲なのかな……。

山根　できていたからこそ、さらに「もっと」なんじゃないかな。

西村　確かにそうかもしれません。

山根　でも実際は、そこで精一杯だった。

三原　その時、そのメンバーではそれが限界だったんですよ。治療もそれ以上にやれることはなくなっていました。麻薬も結構な量を使っていたし。でもなんかやっぱり欲張りなんですかね。

小島　過去のことって、当時のありのままの細かい部分が見えにくくなっていたりしますよね。三原さんが言うように、その時のマンパワーや状況

はっきり気づいていなかった自らのこだわりや問いを知る機会となる。同時に、その話を聴いている他の参加者にとっても、新たな理解が開かれる。

ファシリテーターの立場で伺っていて、一人ひとりの師長さんの、それぞれのセクション（病棟）をつくり出す土台を耳にしたように思った。土台が何であるのかは、それぞれの師長さんの経験やこだわりによって異なっている。他方でそれは、その師長さんの個人のこだわりというだけではなく、その病棟の特徴と絡み合って生み出されつつある事柄でもあると思う。そうしたこだわりが病棟を支えているのであれば、その病棟の患者さ

次第で捉え方も変わる。その後いろんな経験をして成長も重ねた今の自分から見てしまうと、どうしても過去のできていなかったところが目につくものですよ。だから「今だったら」って思ってしまう。

三原 それに近いかもしれない。今だったらもっとできたのではないかって。

安原 私も、認定看護師の実習先で指導者からこんなふうに言われました。看護師としていつも患者さんにベストをつくすのは当然だけど、一回でベストにたどり着くわけではないのだから、常に「今よりもベター」な方法が何かを考えればいいって。「次はこうしよう」と考えることが大事であって、すぐにベストまで行ったらそこで終わってしまうでしょ、と。その言葉が私の中ですごく腑に落ちて楽になりました。

西村 そういう考え方ってとても大事ですよね。安原さん、そのまま次にご自身のお話をしていただいてもいいですか？

どうしてお母さんがそこまで残ってやるの？

安原 はい。私、どうしてずっと看護師をやっているのかなという問いが

んに直接なされる看護も、この師長さんのこだわりが反映したものとなっているのではないだろうか。

そうであれば、師長さんの「引っかかり」の経験の言語化は、結果的に病棟の看護の言語化につながっており、患者さんのケアを支える病棟管理の要とも言える事柄を浮かび上がらせている。ワークショップの場で言語化されようとしていたのは、この〝要〟だったのではないだろうか。

師長さんが「引っかかり」を話すには、ご自身が引っかかっている経験があることに気づいていたり、ある程度それを言語化できていることが必要だろう。他者の経験を聴くことで想起される

常にあるんです。自分から看護師になろうと思ってなったんだけど、最初はすごく大変で「三年経ったら辞めよう」と思っていたのに、なぜだか辞められなくなり、いろいろな病院で働いてみようとも思ったけど、その勇気もなくて……という感じでずっと仕事をしてきました。

とくに、結婚をして子どもが生まれた時がいちばんつらかったですね。まだワークライフバランスなんて言われない時代だったので、主任として病棟に配属されたけど、やはり時間には帰れなくて保育園にお迎えに行けず、保育士さんにそれでは困ると言われたりして。だけど、それで辞めますなんていうのは悔しいなってすごく思ってしまうんですね。どうにか部署を変更してもらったりして、なんだかんだ言いながら認定看護師にもなって、師長にもなって今も働いています。

仕事をしている時はすごく楽しいし、患者さんに呼ばれてそばに行くと安心してもらえたりするのが嬉しいから、ずっと続けているのかなと思うんですけど、家に帰ると子どもたちから「お母さんは仕事がいちばんで、家族はそのずっと下だから全然大事にされていない」なんて言われてしまうと、そこまでしてどうして看護師をやっているのかな……という気持ち

経験もある。語ることによってその意味が変わるかもしれない。自分を責めたくなったり、後悔したりというように、つらい経験が伴うかもしれない。隠している「弱い自分」「弱い部分」があって、弱さを出すことで涙が止まらなくなるかもしれない。

しかし、その可能性も含めて、それに気づいてもいい、知ってもいいタイミングで言語化できることで、「引っかかり」が何であるのかを特定できる可能性がある。言語化により、その後の実践自体も変わってくるのではないだろうか。

実際に、三原さんは、「今こうしてしゃべっていて気づきました」と語った後に、「人が少ないのなら管理者と

になるんです。
最近はすこし成長したせいか、白衣を着て仕事をしていることの意味を子どもなりに納得できるようになってきたようで、「自分もそうなれるといいな」みたいなことを言ってくれるようになりました。なので「じゃあそれはそれでいいのかな」とも思えるようになってきました。両立はすごく難しいけれど、どちらもほどほどにできるよう、うまい方法を探りながらやることがいいのかな。二十年あまり働いてきた今、そんなふうに感じています。

西村　もう二十年以上になるんですね。

安原　はい、そうです。

土方　意外！　どんなことも器用にスルスルとなんの問題もなくこなしているイメージがあったので、とくに子育てをされていたあの時期がそんなにつらかったなんて思いもしなかった。

三原　よく「あははは」って笑っているし、安原さんが苦しそうにしているのを見たことがない。

佐藤　見ていて「きっと今日は時間をやりくりするのがすごく大変だろう

して〝これでは患者さんの安全が守れない〟と言えたのではないのか、自分たちだけで何とかしようと思うべきじゃなかったのではないか」と語り、この場で別様の対応の仕方を生み出した。語ることは、こうした新たな実践が生み出される可能性をはらんでいるのだ。

他方で小島さんは、「その時のマンパワーや状況次第で捉え方も変わる。その後いろんな経験をして成長も重ねた今の自分から見てしまうと、どうしても過去のできていなかったところが目につくもの」と、後悔を孕んだ三原さんの「もっとできた」という語りを、別の視点にずらして考えることを促す。

引っかかりの言語化は、

な」って思うことはよくあります。でもあまりそれを表に出さずに、仕事と家庭の間にうまく線を引きながら「これは明日」っていうふうに割り切っているのかかな。それでも、どうしても遅くまで残ってやらなきゃいけない時はあるし、その度に大変な思いをして調整しているんだろうな。子育てしながら看護師をして、しかも管理者の役割や認定看護師の役割もあって。

西村　一人で何役もされているのですね。

安原　復職していろいろ文句を言う人のことを許せなかったりするんです。復職するということは、子育てしながら仕事をするという覚悟が必要なんだと思うんです。子どもがいることをみんな知っているのだから、**勤務だって絶対にいろんな人からたくさん配慮されて組んでもらえているはず**です。だから、自分の権利ばかりを言うのではなく「やることはやりなよ」って思うんです。実のところ、自分自身も「その時間はもう出られません」と割り切っていたら、やはり仕事が来なくなった時期があったんですよね、今思えば。その部署での自分だけの役割というのがみんな同じようにあるわけだから、どんな事情があってもやらなければいけないと気づき、そこから時間やお金をどう使うか考えるようになったかな。「権利もあ

「後悔や」「つらさ」を単に〝できなかったこと〟として意味づけるのではなく、他者による別様の視点から捉え直すことを可能にし、「今」の自分たちの立ち位置から与えた意味であることを確認させる。それによって、過去に埋没しつつあった参加者を「今」に連れ戻し、現実的な理解を可能にしている。だから安原さんは、仕事と家庭の「両立はすごく難しいけれど、どちらもほどほどにできるよう、うまい方法を探りながらやることがいいのかな」と、提案してくれた（93ページ5行目）。

勤務だって絶対にいろんな人からたくさん配慮されて組んでもらえているはず：

るけど義務もあるんだよ」って思います。

西村　なるほど。私も学生たちからいろんな主張をされると、心の中では「自分たちの頃はそんなに配慮してもらったことなどなかったけどなあ」って思いながらも、ぐっと飲み込み「わかりました、考えてみましょう」って答えます。だから、こういうメンバーの前だと同じような気持ちに共感したり、それを共有することもできますよ。

山根　安原さんはすごく時間を上手に使っていますね。ヘルパーさんやご家族を活用しながら自分自身を管理して、お母さんの顔に変わったりナースの顔に変わったりしています。そうやって子どもたちと一緒に成長してきたから、スタッフの負担も少なくて済むように配慮ができるんですね。自己紹介でコードレス掃除機って言ったけど、なんだかわかる。

西村　なるほど。

髙坂　フットワークがいい。

土方　ね、私もそう思った。

山根　無駄なくポイント・ポイントを……

三原　整えられる。

安原さんは、仕事と家庭の両立を語る中で、このようなスタッフみんなの理解と配慮を語ってくれた。看護実践は、患者さんを前にして行われているけれども、その実現のためにはいろいろな配慮や調整がある。それは、一人ひとりの生活や人生の中で〝仕事〟として行われていることでもあるためだ。家族との生活や仕事以外のさまざまな営みとのバランスを保ちつつ遂行されているのだ。

加えて、「みんな」と語られているとおり、仕事は複数人の社会的な営みの中で実現している。そのため、一人ひとりが働くということは、他者に気遣われたり、時に、指摘や批判を受けたりしながら達成される。

西村　また、つながっていましたね。
小島　結構みんな、うまい具合に自分自身のことを捉えている、ということでしょうか。
山根　安原さんが管理者になった時、お子さんから「看護師さんは二十四時間交替制なのにどうしてお母さんがそこまで残ってやるの？　次の人に引き継げばいいじゃない」と言われたって聞きました。確かにそうだなと思いましたね。ダラダラ仕事をするのではなく、きちんと時間管理をして次の人に引き継ぐことはとても重要です。自分だけでなくスタッフに時間をちゃんと決めて次に引き継がせることも師長の仕事だから。子どもがそんなふうに言うなんてすごいなって、私自身が教わりました。
西村　お子さんのエピソードからもいろいろな知恵を吸収できるなんて、素晴らしいですね。

＊

西村　さて、今日は七人の師長さんに集まっていただき、このうち四人の方にそれぞれかけがえのない大切なエピソードを語っていただくことができました。本当にありがとうございました。電化製品のたとえが、それぞ

こうした社会的な営みという側面は、患者さんのケアを行うことの基盤になっているかもしれない。助け合える仲間とともに、信頼できる同僚とともに協働実践ができている、と思っている場合と、一緒に働いていることを疎ましく思いながら仕事をしている場合とでは、働く姿勢も変わってくると思われるからだ。

　師長さんたちは、こうした側面にも配慮して、病棟やセクションの看護が機能するように心を砕いていることが、語りを通して見えてきた。

れの皆さんの特徴をよく表していることには驚きました。皆さんがお互いのエピソードを「うんうん」と頷きながら聴いてくださったり、率直なコメントや質問をくださったりしたことで、今日この場でようやく話せたという経験をされたり、話しながらいろいろなことに気づいたりすることも実現しました。「意外！」と言われてもいましたが、この場で初めて知った事実もあったようですね。まさに、メルロ＝ポンティの「対話」が実現した、充実した語らいの場であったと思います。

（二〇一七年二月十五日　東京都済生会中央病院にて）

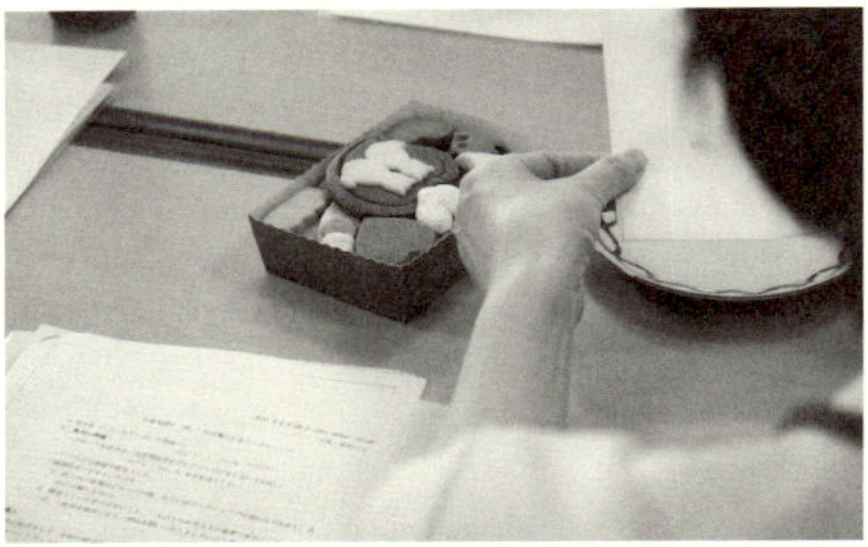

［2］――言語化を促す「ワークショップ」という方法　（西村ユミ）

ここまでお読みいただき、そもそも「ワークショップ」とはいかなる手法なのか、という疑問を持たれた方もおられるかもしれません。早くから日本にワークショップを紹介した中野民夫氏の定義をまずは紹介しましょう。中野氏は、米国に留学した際、大学院の授業参加者が円座し、議論をしていたことに驚きます。そして、その議論や学習のスタイルを、「参加者が自ら参加・体験して共同で何かを学びあったり創り出したりする学びと創造のスタイル」と定義※1しています。

師長さんたちと行ったワークショップは、双方向的に「看護を語る」ことで自らの「問い」とそこから生まれる看護あるいはその要を、この場への参加者とともに主体的に創り出す営みであったと思います。

この「問い」や「看護」「その要」が、ワークショップによっていかに生み出されてきたのかを考えながら「ワークショップのつくり方」をまとめてみたいと思います。同時に、ワークショップの「ファシリテーター」という

※1：中野民夫著『ワークショップ――新しい学びと創造の場』（岩波書店、一一頁、二〇〇一年）

役割についても紹介します。

ちなみに、先に紹介した中野氏は、ファシリテーターを「人と人が集う場で、お互いのコミュニケーションを円滑に促進し、それぞれの経験や知恵や意欲を上手に引き出しながら、学びや創造活動、時には紛争解決を容易にしていく役割」※2を持っている人であると述べています。

※2：前掲書（一四七頁）

会場・環境を工夫する（セッティング）

ワークショップの写真（58〜59ページ）を見ていただくとわかるとおり、今回は、二つの長机を向かい合わせて、その周りに椅子を置いて座り、参加者の顔が見えるように会場を工夫しました。とりわけ、リラックスして話せる場所をつくることは大切であり、そのために、机を向かい合わせて、体の向きを整えて集中できるようにすることを勧めました。しっかり向き合わずに体がねじれたままでワークショップをすると、集中力を欠いたり、腰が痛くなったりします。

お茶やちょっとしたお菓子を用意するとよりリラックスできる場合もあ

りますが、熱心に話し始めると、その存在を忘れてしまうかもしれません。

ファシリテーター以外に、記録係を設けることもあります。記録係が、議論のポイントや話の流れが見えるよう、メモを取って示していくと、話の展開がわかりやすいと言われています。今回は、まず語ってみることを目的としましたので、そのようなしかけは設けませんでした。

複数のグループをつくる時は、職場の上司と部下などの上下関係にない人同士になるようにしましょう。また、できるだけ知らない者同士のほうが話しやすいとも言われています。一グループの人数は、五〜六人程度がよいでしょう。少なすぎると「多様な視点からの意見を聞く」というグループのよさが発揮されず、逆に大きなグループでは発言の機会が少なくなったり、発言しない人がいるままに終わったりすることになりかねません。

導入する

ワークショップの始まりをいかにつくるかは、工夫のしどころだと思います。まずは、ワークショップの目的や方法を説明します。参加者がこの点を理解し損ねると、戸惑いを持ったままワークショップが進むことになってしまいます。

約束事、言い換えると「倫理的ガイドライン」を説明しておくことも重要です。例えば、私の場合は、次のような内容をお伝えしています。

・この場で知り得た情報は口外しない
・事例を出す場合は、患者名を伏せるなどの方法でプライバシーに配慮する
・語られた内容に対して評価や批判をせず、また理由や原因を問わない
・「もう少し詳しく教えてほしい」など、経験を想起しつつ表現されやすい問いかけをする
・話したくないこと、まだ話せないことは無理に語らないようにする

このような約束事をすることで、参加者が安心して、経験を語ったり発言することができる場となります。グループの方法論に関する著書がある

武井麻子氏は、「こうした記憶を語る時、人は何十年もの時間・空間を跳び越え、その時の自分に戻っている。その時の気持ちが、まざまざとよみがえり、ヒリヒリとした痛みまでリアルに感じられる。だからこそ、受け入れてくれるグループの存在が支えとなり、痛みを伴う感情を持ちこたえさせてくれるのだ」※3と言っています。本ワークショップでも、引っかかりについて語れたことに、「すごい勇気だったね」と参加者同士でコメントをし合う場面が見られました。

※3：武井麻子著『「グループ」という方法』(医学書院、二〇〇二年) 一一〇頁、

自己紹介をする（アイスブレイクを含む）

もう一つの導入である、自己紹介や参加した理由を話してもらうことも重要です。今回は、知り合い同士である師長さんの参加でしたので、「自分を電化製品にたとえて」「なぜそう考えたのかも加えて」紹介してもらいました。この方法は、私の前職である、大阪大学コミュニケーションデザイン・センター※4で同僚が考え出したものです。自己紹介を「想定外」の内容で行ってほしいと依頼すると、「えっ」と皆が戸惑います。それによって、

※4：略称CSCD。現COデザインセンター。

それまでの日常的なモードがワークショップのモードに切り替わります。また、こうした自己紹介は、アイスブレイクの機能も持ちますし、ワークショップの流れをつくることもあります。

今回のワークショップでは、アイスブレイクのつもりで皆さんに自己紹介をしていただきました。ところが、各々の自己を表す電化製品を紹介した際には、「たとえると除湿器ですかね。存在が薄くて……」と言うと、一同「え〜っ!?」と応じたり、「ダイソンのホットアンドクール」の音のうるささと自分とを結びつけて「病院でも会議などで私がいないと〝なんでいなかったの?〟ってすぐバレたりする」と言うなど、それぞれ突っ込み合ったり、納得し合ったりして、アイスブレイクにとどまらない、相互理解の入り口をつくりました。さらに、ワークショップの中でも、引っかかっている経験が語られる流れで、自己紹介でたとえた電化製品が取り上げられ、それによって話題が深化したりしました。

除湿器が周りのものを静かに吸い取り、気がついたら水が溜まっていた。しかし、「最近は、じょうろが付いていて溜まった水がそのまま外に流れるようになってる」。このたとえには参加者皆が頷き合いました。電気ポットが蒸気を吹きながら突き進んでいくイメージは、涙を吹き飛ばし、笑いを生み出しました。

三原さんは、温めたり涼しくしたりできる布団乾燥機の「二面性」を自身にたとえ、引っかかりの経験を語る際にも、そのたとえを組み込んでいました。そこから、隠していた「弱い自分」という話題に発展し、皆さんで議論できました。安原さんが「すごく上手に時間を使って」いることに感心した山根さんが、安原さんが自身を「コードレス掃除機」にたとえたことに「なんだかわかる」と納得し、高坂さんが「フットワークがいい」と発言すると土方さんは「私もそう思った」と続き、さらに、山根さんと三原さんが「無駄なくポイント・ポイントを……」「整えられる」と二人で了解し、小島さんが「結構みんな、うまい具合に自分自身のことを捉えている、ということでしょうか」とまとめられる。

こうした自己紹介の活用法を、ワープショップ参加者の皆さんが見いだしてくださり、感心しました。私もついつい、電化製品での自己紹介で伺った各人の特徴に触れていました。

尊重と理解を更新しながら語らう

この自己紹介の影響かもしれません。前に発言した方の内容に、次の語り手が触れるということも、度々起こりました。

例えば、小島さんが自己紹介で、自身をホットプレートにたとえた際に、「山根師長の話じゃないですけど温度設定ができるから」と前の人の話に言及していました。引っかかりの経験においては、二人目の山根さんがすでに、一人目の土方さんの話題を引用し、「土方さんは〝死を受け入れきれていない〟と言っていましたが、じゃあ私はどうなのかな」と、考えながら話してくれました。続く三原さんは「山根さんが言うように、引かなきゃいけない線もあるのだなとは思っていましたけど」と語っていました。こうした前者の語りの引用は、聞き手がその語りの内容に触発されて自己の経験を想起したり捉え直したりしながら、話を聞いているということが起こっていた表れと言えるでしょう。

しばしばワークショップでは、一人ひとりが対等な立場で、自由にオープンに参加できるようにすることが重視されます。対等な立場や自由参加は、すでに準備の段階でも調整されますが、語りながらも相手の話に耳を傾けて、それぞれの語りを尊重することで、対等性や自由が保証されるのだと思います。むしろ、語りの場が、その保証をつくり出すと言ってもいいと思います。ワークショップでの他者の語りの引用は、こうした対等性や自由が聞き手に保証されながら、さらに他者の経験を通して自己の経験を組み換えることが相互に示されつつ、尊重と理解を更新し達成されていったと言えるでしょう。師長さんたちはこれを見事に示してくださいました。

クールダウンする

ワークショップという営みは、参加者たちをその場に強く引き込むために、皆が気持ちや感情を揺さぶられたり、それによって経験が更新されたりするという力動的な変化が起こっています。この変化しつつある状態を、振り切るように止めてしまうわけにはいきません。そのため、その場の熱をクールダウンし、収束に向けていく必要があります。その時、同時に語られたことの振り返りと分かち合いができると、我を忘れて熱心に語っていた参加者たちが、その語りを相対化でき、意味を捉え直すことが可能になります。

このワークショップでは、クールダウン自体を参加者たちがしていたと言ってもいいと思います。先にも触れましたが「安原さんが時間を上手に使う」ことを山根さんが語ったのを機に、髙坂さん、土方さん、山根さん、三原さん、小島さん、そして再び山根さん、というように、参加者の「みんな」が、「うまい具合に自分自身のことを捉えている」という着地が見え始め、安原さんのお子さんが言った「次の人に引き継げばいいじゃない」という言葉から、山根さんがむしろ自分が教わったと言いつつ、師長の仕事を「自分だけでなくスタッフに時間をちゃんと決めて次に引き継がせること」と締めくくりました。これがワークショップのある意味での振り返りとまとめとなっており、そして、師長という管理者の仕事のスタイルを、他の参加者に学びながら気づかされ実現しているという成り立ちを示したものになっていました。

こうした流れが、ワークショップを終わりへと促し、ファシリテーターの私がまとめとすることへ導いていました。自己を相対化する装置が、参加者の皆さんの参加の態度に組み込まれていた、ということでしょうか。

このように参加者の皆さんでつくり上げていくワークショップでは、そこで語られた経験が、自己や他の参加者の語りに触発されて捉え直されたり他者の経験が組み込まれたりして、新たな意味を持って生み出されています。そのためこうした経験は、更新されつつある〝生きた経験〟となるのです。

読者の皆さんにも、ぜひ生きた経験を生み出すワークショップを試みていただきたいと思います。とくに、師長さんはそれぞれが所属するセクションや組織をつくり出している方々です。自身のこだわりや看護の要になっている経験を言語化し、それを自覚し更新すること、また他の師長との差異を知ることは、組織の看護をつくっていく上でも重要なことだと思います。スタッフたちの看護の言語化にも一役買う可能性があると思います。

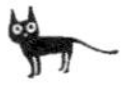

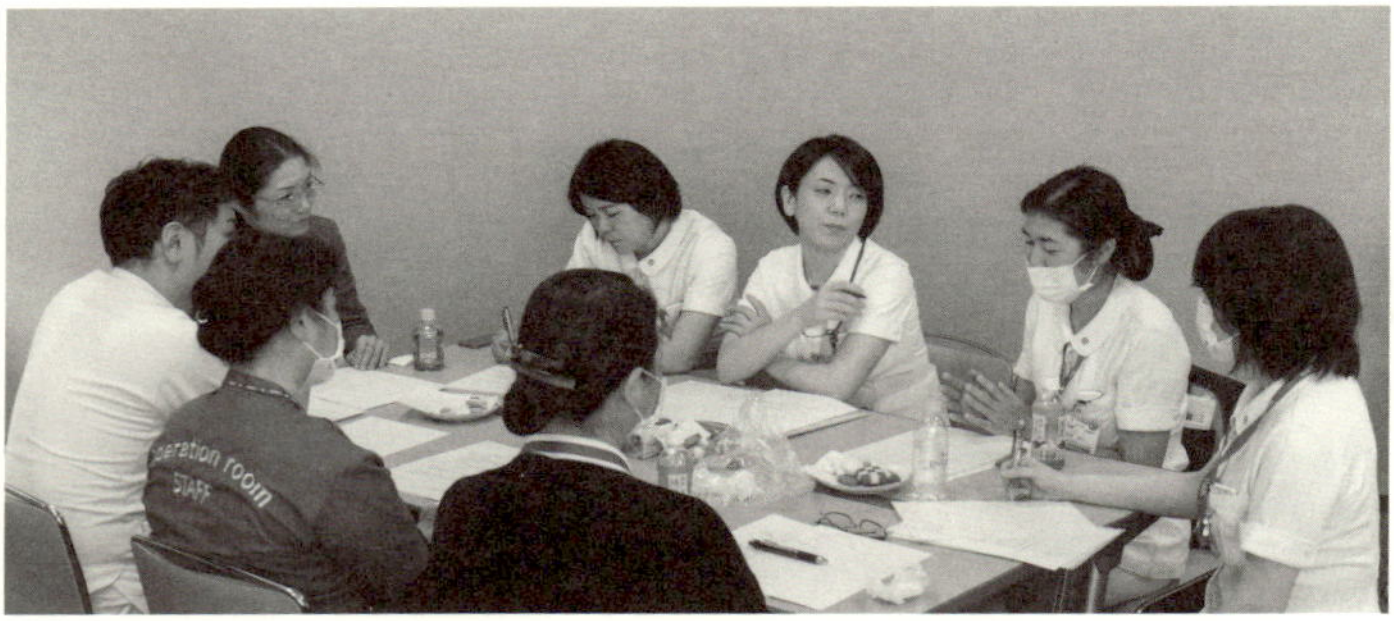
eration room
STAFF

［3］――読者として対話に参加する（東めぐみ）

「対話」が生まれる背景

「対話」について考える時、決まって思い出す一つの光景があります。それは修士時代に受けた木村敏先生※5の講義です。先生は腕を後ろ手に組みながら、狭い教壇をゆっくりと行き来し、「あいだがら」と板書しました。この和語の響きに魅了されながら、その木村先生のお姿そのものが、「対話」だと思いました。もう二十年も前のことです。

その頃の私は、マルティン・ブーバーの『我と汝』、デカルトの「われ思う、ゆえにわれ在り」といった哲学的な考え方を手がかりに、自己と他者のあり方、病気をもって生きる人々と看護する看護師（つまり私たち）のあり方を考えている日々でした。

当院の看護師長たちが参加したワークショップで紡ぎ出された、彼ら・彼女らの〝自己の看護に関する経験の語り〟がこうして文字になったもの

※5：木村敏（一九三一～）精神科医。専門は精神病理学。京都大学名誉教授。『自己・あいだ・時間―現象学的精神病理学』など著書多数。

を目にし、改めて木村先生のお姿を思い出しました。

そして、師長たちの語りを読んでいるうちに、木村先生が「あいだがら」について語られた時、それと同時に、すでに「あいだからとは何か」という問いが学生に投げかけられており、その問いを受け止め、無言の返答をしている学生であった私たちと先生の間には、「対話」が起こっていたのではないかと思うようになりました。

対話とは、語る人がいる時、必ず聴き手としての他者が存在する、たったそれだけのことです。別の言い方をするなら、聴き手が語り手の言葉を何らかの問いかけとして耳を傾け、じっと聴く、そこに対話が起こるのかなとも思います。

そう考えると、語り手の言葉を「自分への問いかけ」としてその思いを受け止め、語り手に向き合う時、語り手と聴き手との間に対話が生まれるのだと言えます。しかし、「自分への問いかけ」として聴き手が受け止めていない時には、会話は起こっているかもしれませんが、対話は成立していないのではないかと思います。

もっと臨床的に考えると、看護師は患者の語りを音として聞いている時があります。例えば現場では、自分が看護する上で必要な事柄をチャートに沿って患者から聞こうとします。こうして「情報を取る」ことは、それはそれで大切な仕事ですが、チャートに沿って必要だから聞く姿勢と、患者の身体に今、何が起こっているのか、患者が病気になったことで何を経験しているのかと、患者の言葉（あるいは身体の徴候）を一つの問いとして受け止め、その問いに応えようとして「情報を聴く」のとでは、何かが違うことに気がつきます。つまり、「対話」というものは臨床的なあらゆる場面で、看護師の聴く姿勢によって生まれるのではないでしょうか。

経験を語ることは自分への問いかけ

私自身はこのワークショップの場に立ち会わなかったため、「みんなそれぞれ、何を語っているのかな」と興味を持って、普段からよく知る師長たちの言葉をずっしりと感じながら読み進めました。その中で、読み手としての私は、師長たちの自己紹介をある問いかけとして受け止め、その言葉に自然な反応が起こっていることに気がつきました。

まず、電化製品にたとえた自己紹介という方法そのものが、優れた問いかけだなと思いました。また、その問いかけに答える師長たちの語りも非常に秀逸だと感心しました。〝人は自分のことは自分では理解しにくい〟とよく言われますが、でも、実は自身のことをよく知っているのだなと思いました。

例えば、土方さんは「除湿器」です。「部屋のどこかで誰かの何かを吸っている」。私は、〝そう思っているのか、なぜかな〟と自分に問いかける。次の行に読み進むと、佐藤さんが「加湿じゃなくて除湿なんだ」と突っ込んでいて、それも楽しい。

佐藤さんが自身について「家電は好きだけれど、何かなあ」とつぶやくと、西村先生が「何か理由があるからその家電が好きなのでは」と佐藤さんの本質に迫る問いかけをする。佐藤さんは電化製品の好きな自分というベクトルによって「ミキサー」を選択する。そのミキサーは、自分が持っている「アンティークのミキサー」であり「ブレンドの種類がいろいろ選べる」という機能付き。この語りから読者としての私は、ひとり聴き手として（師長たちは目の前にいないのですが）、セッションの中にさらに取り込まれていきます。

安原さんは「コードレス掃除機」。「環境を素早く整える」という西村先生の解釈に対して、「そんなに深くない」と答えています。ここで「深い」という言葉を選択するところに安原さんの考えが潜んでいます。

「電気ポット」とたとえる山根さんが、「電源が入らないと静か」だが、電源が入るとすぐに沸騰してすぐに冷める、と自身を分析しているのも興味深い。ここでの軽いやりとりの中に、私は山根さんの情熱を感じ取るのです。そして小島さんが「保温力がないから」と突っ込みを入れるまでの対話がとくに面白い。「すぐに沸騰しちゃうんですね」という西村先生の問いかけに山根さんが「でもすぐに冷めちゃう」と答えます。ここには、自分と向き合う彼女自身の瞬間と、もう一人、それを捉える聴き手としての小島さんが存在します。

三原さんは、自分は「布団乾燥機」だと言います。冬は温められ、夏は涼しくできる涼風という機能付きと、いろいろな機能を持っている姿が浮かび上がってきます。

髙坂さんは「ダイソンのホットアンドクール」という具体的な製品名を挙げました。そして機能よりも機器の音そのものに着目するところが髙坂さんらしい（と反応する他者としての私）。

そして小島さんはホットプレートを選びました。いろいろな機能がある中で「先に温めることで初めて活躍できる」と語っていますが、それはどういうことかな？と考えていると、西村先生が「下から温めると病棟のスタッフが成長していくイメージですか」と想像。すると小島さんは、さらに「ないと困るほどではないが、あったほうが便利」と自己（セルフイメージ）を掘り起こします。

本来、ワークショップにおいて自己紹介はイントロダクションであり、次に語りへと入っていく前段階という位置づけにすぎないものですが、しかしこの短いやりとりに西村先生の「対話」の本質があり、学ぶことが多いと思いました。

以上が、一人の読者として私がこの対話に「参加」した感想です。

対話のあとに

勤務中、看護師の皆さんは、患者さんに何らかの援助をすることに関心を向けており、自分がいかにそれを成し遂げているのかにはあまり注意を払っていないのではないだろうか。

そこで、自らの看護実践へ関心を向け返して探究するために「看護を語ること」が非常に重要となる。とくに自身の中で「引っかかり」を残しているような経験は、一見、その人の意識の内に与えられている心的なものであるように思われるが、そうではなく、自己に問いかけたり、他者に語り出されたりすることから、その引っかかりと結びついて成り立っている経験なのだ。

例えば、ある「事例」が分析や吟味の対象とされる時は、治療や援助という介入そのものが注目され、それに関わった看護師の経験は切り離されてしまう。しかし、そうした事例も自ら関わった患者さんとの「経験」として見ると、先にも述べたように、何らかの引っかかりを残したり、自身の看護が問われるような経験であったりする。「看護を語ること」が重要なのは、このような看護実践をもはらんだ患者との経験が、語りにおいて紐解かれる機会となるからだ。

私が研究で手がかりとしている現象学では、こうした主観と客観、自己と他者などの二者択一をひとまず退けて、私たちと世界とのその都度の関係をそれが生み出されるがままに記述することで、常に何者かに向かう私たちの関心や、その経験が成り立つ構造を浮かび上がらせようとする。現象学者のモーリス・メルロ＝ポンティが行った対話についての以下の言及は、このような態度と今回のワークショップの意図を結びつけるものである。

（対話においては）「他者と私とのあいだに共通の地盤が構成され、私の考えと他者の考えとがただ一つの同じ織物を織り上げるのだし、私の言葉も相手の言葉も討論の状態によって引き出されるのであって、それらの言葉は、われわれのどちらが創始者だというわけでもない。共同作業のうちに組み込まれてゆくのである」（モーリス・メルロ＝ポンティ著、竹内芳郎・小木貞孝訳『知覚の現象学1』みすず書房、二一九頁、一九六七年）

「……相手の唱える異論が私から、自分が抱いていることさえ知らなかったような考えを引き出したりもするのであり……」（モーリス・メルロ＝ポンティ著、竹内芳郎・小木貞孝訳『知覚の現象学2』みすず書房、二一九～二二〇頁、一九七四年）

このワークショップでは、参加者の率直な発言から生まれる対話によって、自身の視点を発見したり他者との差異を表現することを期待した。こうした試みは、日常業務としてのカンファレンスや申し送り、相談や伝達などと同様の会話でありながら、同時にそれぞれの関心を自分たちの実践に向け返すことによって、発見的な会話として機能する可能性、すなわち「はっきり自覚できない実践の言語化」に貢献できるのではないかと考えている。

また、看護管理者として、こうしたアプローチがスタッフたちにどのような意義を持つかを考えると、「引っかかり」の経験を語ることは、それを度々想起することによって自己の実践（過去・現在・未来）の意味を探究する作業（自己の触発）につながり、他者との対話を通してそれらは常に更新され得る〝生きた経験〟となる。つまりそれは、看護師たちを「過去」に押しとどめず、現在や未来へ拓くこと、異なる視点から自己の看護実践の新たな意味を創造することになるのだ。

（西村ユミ）

—第3章—

言葉を待つ

谷川俊太郎×西村ユミ+細馬宏通

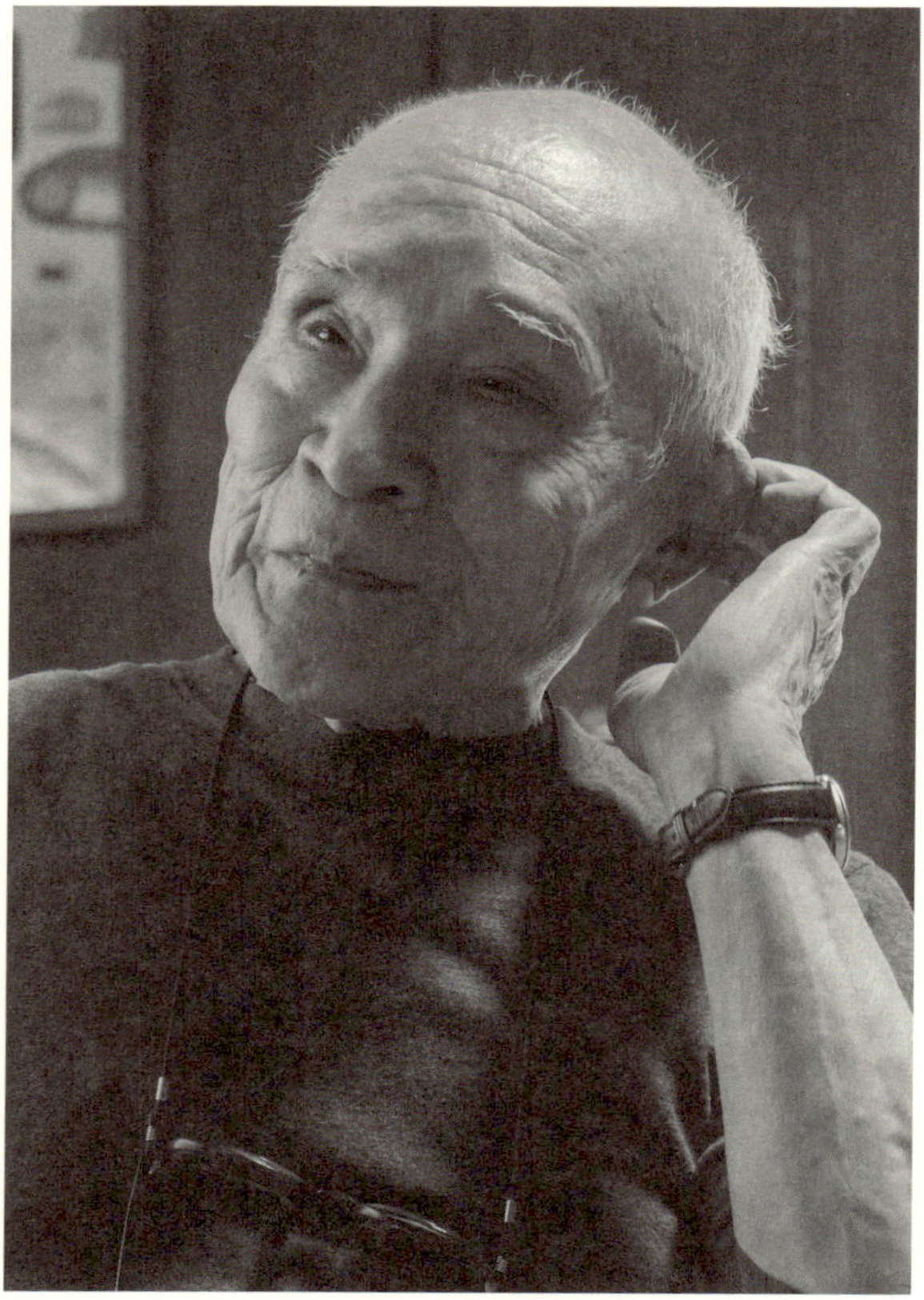

私たちが生きる日常には、言葉ではすくいきれない物事がたくさんあります。意味に埋め尽くされたこの世界で見失いがちな、大切なもの。例えば、ここに私がいてあなたがいる。そのことの途方のなさを、からだ全体で受け止めようとして、詩人はいつも、何かをじっと待っています。

［1］——〈詩〉という特別な言葉の働き　（谷川俊太郎×西村ユミ）

お風呂の中でおならをする感じ

西村ユミ　看護師が意識のはっきりしない患者さんに話しかけた時に、「うん」とか「うー」といった応答しかなくても、相手が何かを感じたり、何かを言おうとしているのを感じ取れることがあります。すべてを言語化することはできないですが、言葉にならない世界でのやりとりが確かにあって、私には何かそこに、谷川さんの詩の世界につながるものがあるという気がしています。

谷川俊太郎　以前、河合隼雄さんと対談した際に、自分の書いている**詩と心理療法の共通性**に気づいたんです。それをきっかけに意識の表面にある言語と、そうではなくもっと未分化な何かの動きとして意識下にあるものについて考えるようになったんですよ。まあ、考えてもどうにもならないんだけれども。

詩と心理療法の共通性：参考／『魂にメスはいらない——ユング心理学講義』（河合隼雄・谷川俊太郎、講談社＋α文庫、一九九三年）

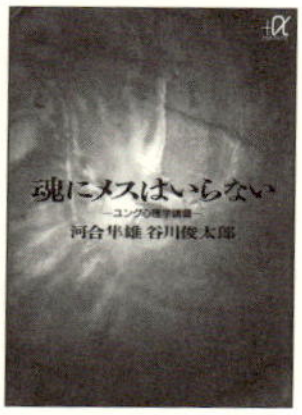

日常的に使われている言葉の組み合わせから外れたところで、普段気づいていないことが突然言葉として現れた時に、詩は面白いものになるのだとその頃から思うようになりました。また、僕の母が認知症になり言葉があまりうまく通じなくなったことなども一つのきっかけとなって、福岡で**「宅老所よりあい」**という老人たちのケアホームをつくった人と知り合いになりました。

そこへ行って詩を読んだら、入居者の人に「いいかげんにしろ！」って怒鳴られたりするんです。普段我々はスムーズに言葉を交換しているけど、そういう言葉が全然通じない世界があることがだんだんわかってきた。しかもそれが自分の書く詩と関係していると感じて面白くなってきたんですよ。

西村　そうなんですね。

谷川　詩と、言葉にならない物事との問題というのは、長年ずっと考えてきたことなんです。言葉自体の根っこや、言葉が発生する源がそこにはあると思っています。だから今は詩を書く時も「待っている」ことがいちばん大事です。最初から理詰めで書き始めたらどうしても散文的になるから、

宅老所よりあい：参考／『へろへろ～雑誌「ヨレヨレ」と「宅老所よりあい」の人々』（鹿子裕文著、ナナロク社、二〇一五年）

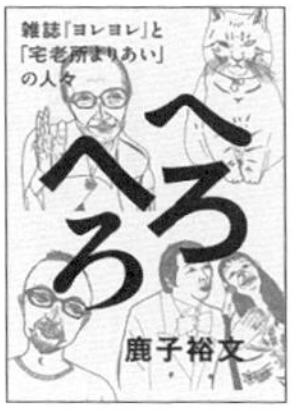

それを避けて自分の中から何かがポコッと出てくるような詩の始まりが面白いんです。

西村　ポコッと、っていう感じですか……。

谷川　「お風呂の中でおならしてるみたい」って言ってるんですけどね（笑）。いや、本当に自分でも思いがけない言葉が出てくると面白いんですよ。

西村　なるほど（笑）。私の場合は遠回りかもしれませんが、現象学という哲学の知識を借りながら、同じように意識の手前の層の、まだ言葉として生まれてくる前の営みにこだわりを持ち続けています。例えば谷川さんのお仕事への関心で言えば、「二十億光年の孤独」（**『二十億光年の孤独』**創元社、一九五二年に所収）という詩の中に「万有引力とは／引き合う孤独の力である」という箇所がありますが、この「万有引力」という言葉などは、あの詩全体のリズムに浸って読んでいると、テンポの違ういろいろな句に、身体ごと引き寄せられたり押しのけられたりという、何か言葉になる前の働きかけのようなものを感じさせられます。

谷川　あの詩を書いた頃、僕はまだ今言ったようなことは何も考えてな

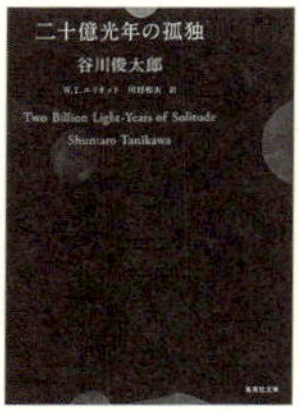

『二十億光年の孤独』
（集英社文庫、二〇〇八年）

かったんですけど、詩の言語というのがそもそも論理的な言語とはちょっと次元が違うところで成立しているということなんでしょうね。言語というのは我々の立場からすると非常に困ったものなんです。

西村　困ったもの？

谷川　はい。我々が何かこう、言語に頼らずに直観的にある全体を感じているとしますよね。でもそれを言葉に書こうとする時、どうしても言語が物事を分割していくわけじゃないですか。「正しい／正しくない」「美しい／醜い」みたいなかたちで、基本的に二つに分けていく。そういう言語をどうにかして一つに統合して、まずは言語以前の存在のようなものに迫ろうというのが詩のわけですから。

例えば〝万有引力〟という語も物理学の辞典を引けばサラッとそれが何であるか教えてくれるわけですよね。我々はそういうふうに普段言葉を使っているんだけど、それをうまくコノテーション、つまり存在と言葉の結びつきの含意によって科学的な定義ではないところへ曖昧に広げていきたいわけです。だから普通なら散文の世界では許されない曖昧さというものが、詩の場合にはすごく大事だと思っていますね。

西村　なので、あえて矛盾した表現も見られるわけですね。

谷川　「矛盾だけが現実のすがたであり、現実性の基準だ」と、確か**シモーヌ・ヴェイユ**が書いています。あの言葉にはすごく目が開かれましたね。日常生活ではどうしてもつい「矛盾しているのはだめだよ」となっちゃうわけでしょ。だけど詩の場合は矛盾してないものはみんなリアルではない。基本的にそう思います。

身体を面白がってみる

西村　医療では、命を預かっているためか科学的な根拠を求める傾向が強いのですが、実際の臨床現場で看護師や患者さんが経験していることは矛盾だらけですから、そのありのままを表現していくことが重要だと私も考えています。

谷川　そうでしょうね。

西村　例えばこのご本、**『子どもたちの遺言』**。

谷川　ああ、遺言。

シモーヌ・ヴェイユ：参考／『重力と恩寵—シモーヌ・ヴェイユ「カイエ」抄』（シモーヌ・ヴェイユ著、田辺保訳、ちくま学芸文庫、一九九五年）

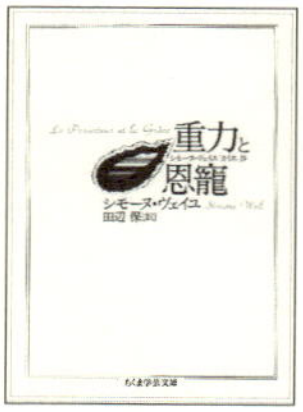

西村　大人が亡くなる時に遺言を残していくのではなく、今から生きようとする子どもたちそれぞれの成長時点のつぶやきが詩になっていて、それを遺言だと。私にはそこがすごく響きました。子どもたちに向けて何かを言っているというよりも、私たちが生きていく現実に対して子どもたちの言葉が語りかけてくる。「前世」についても結構書かれていて、それにもすごく関心を持ったんですが……。

谷川　現代の科学では全然証明ができないところだから、非常に怪しげで危ないでしょ。僕はそういうものに何か未来に通じる道があると思っているんです。だから今の医学のどちらかというと「デジタル」な方向よりも、例えば漢方とか身体術のような曖昧なかたちでの身体への関わり方のほうに僕は傾いているんですよね。定期健診なんて行ったことないんですよ。検査をすると何かの「病気になる」んじゃないかと思って怖くて（笑）。

西村　探すと「何か」が見つかっちゃいますものね。

谷川　うん。それと、病気というのはその人にとっては常に全身的なものでしょ。だけど例えば目が痛くても、眼科の先生はそれが何か全身的なことに関係しているという視点では診てくれない。一事が万事でそれだったた

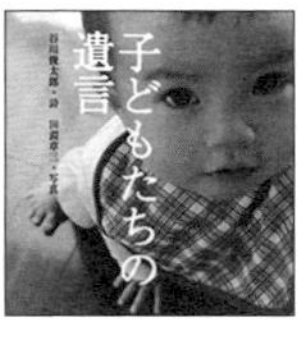

『子どもたちの遺言』
（谷川俊太郎＝詩・田淵章三＝写真、佼成出版社、二〇〇九年）

ら、肩を揉んでもらうことのほうがまだそこには「身体の面白さ」みたいなものがあると思うんですけどね。

西村　確かに、現代医学はうまくいかないところを治すことに注力したり、よりよい状態になることを目指しますが、「面白さ」という方向にはなかなか関心が向かないものです。

谷川　そりゃそうですよね。本人はすぐにでも痛みをとりたいし、お医者さんも患者が心配だし治さなくちゃいけないと思うからね。面白がってちゃいけないよね(笑)。

西村　そうです(笑)。あ、それで思い出したんですけど、私が大学の教員になって最初に担当したのが感覚器という科目で、目や耳の治療を受けている患者さんにどういうケアをするかを教える授業だったんです。そこでケアの方法にはあまり触れず、目の見えない人たちがどんな世界を生きているのか、耳の聞こえない人の「ろう文化」がどんなものかという話をしたところ、なぜかある学生さんが、生まれた頃から谷川さんの詩を子守歌のように両親が読んでくれていたエピソードを語ってくれたんです。

谷川　へえ。

西村　例えば、私も大好きなんですが「かっぱ」（『**ことばあそびうた**』福音館書店、一九七三年に所収）とかを……。

谷川　ああ「かっぱかっぱらった／かっぱらっぱかっぱらった」っていうやつね。それをご両親が声に出して読んでいてくれたわけ？

西村　ずっと、そうだったらしいんです。

谷川　素晴らしいご両親ですね（笑）。

西村　本当に。それがきっかけでしばらく「谷川さんの詩を詠む会」をして、いろいろな詩から刺激を受けたことを学生たちと話し合いました。「目が見えないからこそ感じられることがあるんじゃないか」「こういう詩のリズムは、見えない人のほうが面白く感じられるんじゃないか」って。あの時の学生さんたちとの授業だったら「身体の面白さ」を楽しめる気がします。

谷川　そうかもしれませんね。

西村　この詩集を開いていると、つい「かっぱらった」って声に出しちゃいます（笑）。ひらがなだけで詩をつくる遊び心のようなものがとても素敵ですね。

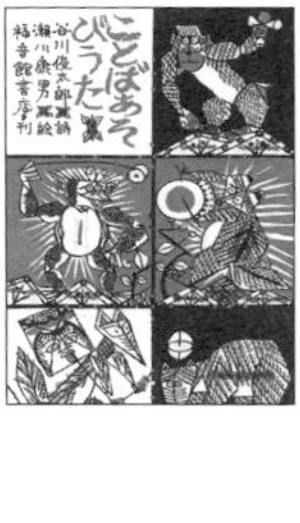

『**ことばあそびうた**』（谷川俊太郎＝詩・瀬川康男＝絵、福音館書店、一九七三年）

谷川　きっかけはね、幼稚園児ぐらいの子どもを相手にした絵本を考えていた時に、編集者から社会をテーマにしたものをつくりたいと言われたんです。でも「社会」という言葉はもちろん幼い子どもには使えないから、どう言い換えれば伝わるのかさんざん考えたんだけど、それはないんですよ。つまり大和言葉として時代を超えて人々の身に染みこみ、暮らしに根づいた日本語のなかに「社会」という言葉はなかったのね。

今の我々は漢字仮名交じりの言葉を平気でしゃべったり書いたりしているけれども、その大部分が外国語なんじゃないかという気がしてきたんです。まず中国から入ってきた漢字があって、明治維新以降は西洋から輸入されてきた思想・概念に多くが移し替えられてきているんだから。一方で、詩の言葉というのは身体に根ざしたものこそが力強いわけで、それでひらがな表記という発想も出てきた。

また「かっぱ」の場合には、日本語の音韻についての考え方があります。伝統的な七五調で書くとどうしても時代錯誤的で何だか古臭い詩になっちゃうのね。それとはちょっと違うものと考えると、もう韻を踏むことしかないわけなんです。だけど日本語というのは全部母音で終わります。ロー

マ字を見ればわかるけど、すべて子音プラス「あいうえお」でしょ。だから
いくら脚韻を踏んでも耳に入ってこない。
例えば、戦後まもなく中村真一郎さんや福永武彦さんらがマチネ・ポエティクという文学運動でずいぶんたくさんの**押韻詩**を書かれていて、詩としてはいいんだけれども韻は耳に入ってこないんですよ。ならば、どこまでしつこく韻を踏めば日本人は喜ぶのかな（笑）みたいなことを突き詰めると、結局ダジャレのようなものになるんですよね。だから子どもたちが長く口ずさんでくれるような楽しいものが書けたんです。この漢字・漢語については、今でも現代の日本語が抱えているすごく大きな問題だと思うんです。

西村　そうですね。私たちも日常的に言葉を使うなかでは、ひらがなだけっていうわけにもいかないですから。そうすると谷川さんは、大人が知っているような概念や意味をまだよく知らない子どもたちに、日本語のひらがなが持つリズムを介してそれらを伝えようとされたわけでしょうか。

谷川　散文の場合には意味を伝えなきゃいけないけど、詩は伝えなくてもいいというのが僕の立場でね。もちろん意味はどうしても伝わってしまう

押韻詩：押韻（韻を踏む）とは、同様の音の響きを決まった場所で用いること。押韻詩はこれを様式化した詩文。中村真一郎（一九一八－一九九七、小説家・文芸評論家・詩人）や福永武彦（一九一八－一九七九、小説家・詩人・フランス文学者）らは、ヨーロッパの詩人を模範としたこの（定形）押韻詩の様式を実践する運動「マチネ・ポエティク」に取り組んだ。

わけだけど、でも目指すものとしては道端の草花みたいに、言葉がなくても存在しているものを言葉でつくりたいっていう野心があるんです。なかなかそうはいかないんだけど。

言葉の前に隠れている「不気味」

西村　話が飛躍するんですが、先ほど、玄関を探してお家の周りを少し歩いていた時に、空を大きな鳥が飛んでいきました。静かな住宅街の中で鳥の羽音ってあんなふうに聞こえるんだと初めて思ったんですね。たぶん今から谷川さんのお宅に伺うんだ、という気持ちがあったからだと思いますが、いつも耳にしているのに聞こえていない音を聞けたような感覚でした。そういう世界に一緒にいられるのが詩なのかなと思いました。

谷川　詩人の特徴として、日常生活から見ると放心しているようなところがあるんです（笑）。**萩原朔太郎**さんがね、ご飯を食べる時にポロポロこぼすのが有名だったんですって。あの人、いつも何か他のことを考えていたんでしょうね。僕もわりとこぼしちゃうほうで、ただぶきっちょなだけな

萩原朔太郎：詩人（一八八六－一九四二）。文語体の詩文が主流だった時代に口語体の自由詩の手法を推し進めた。代表的な詩集に『月に吠える』『青猫』『純情小曲集』『氷島』など。

んだけど「俺は朔太郎だ」って威張っているわけ(笑)。

西村　可笑しい(笑)。放心しながら主張していると。

谷川　つまり、日常的にはちゃんとした意思を持っているつもりなんだけど、そうじゃない時があって、同じ一つのものを見ていても人とはたぶん見方が違うんだろうなと、ふと思うことはあります。

西村　どこか違う次元に行かれているんですね。

谷川　そう。よくわからないんだけど、少なくともそこで言葉にしようとは思ってますね。僕の『**定義**』という詩集でも、例えば普通はなんとなく使っている、コップというものを定義しようとすると結構大変なんですよね。日本語にはそれが不得意なところがあるから、あえて無理やり定義してみるとだんだん詩みたいになっちゃう。

西村　そういうところは現象学と似ていますね。サルトルが「テーブルの上にあるカクテル・グラスからでも哲学を展開できるんだ!」と感動したというお話があります。

谷川　サルトルが書いた『**嘔吐**』の中で、主人公が栗の木の根を見て吐き気を催したのは、要するに言語以前の存在がいかに不気味かっていう話で

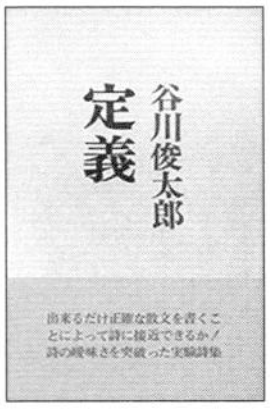

『定義』
(思潮社、一九七五年)

すよね。詩人としてはそこに迫りたいわけです。でもなかなかそうはいかずについ名前を付けちゃうんだけど。

理由がわからないから泣くんだよ!

西村　病院の中には複数のナースたちや医師、薬剤師、ソーシャルワーカー、事務員などがいます。しかも患者には突発的にいろいろなことが起こるので、みんなが同時にわーっと動いて必要な対応をしていきます。その時その場で物事がどのように起こり、誰がどんなふうに判断や指示をしながら協働をつくっているのか。私たちは研究者として一緒に動きながらこうした場面を観察し、自分が見えた範囲のことをできるだけ丁寧に書き留めるということをしています。その後、それらのデータを解釈したり分析したりする作業をするのですが、出来事があまりにも詳細に書かれているのでどう解釈していいかわからない。

先日、その作業の合間に学生たちと「谷川さんの詩のこういうリズムって面白いね」っていう話を何気なくしたんです。そのあとに、またデータ

『嘔吐』
（ジャン＝ポール・サルトル著、白井浩司訳、人文書院、二〇一〇年〈新訳〉）

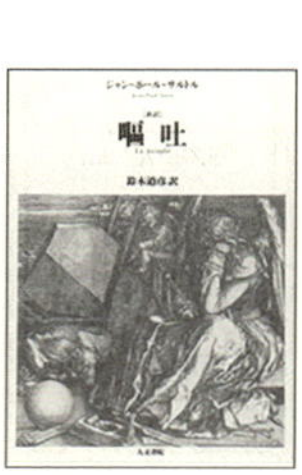

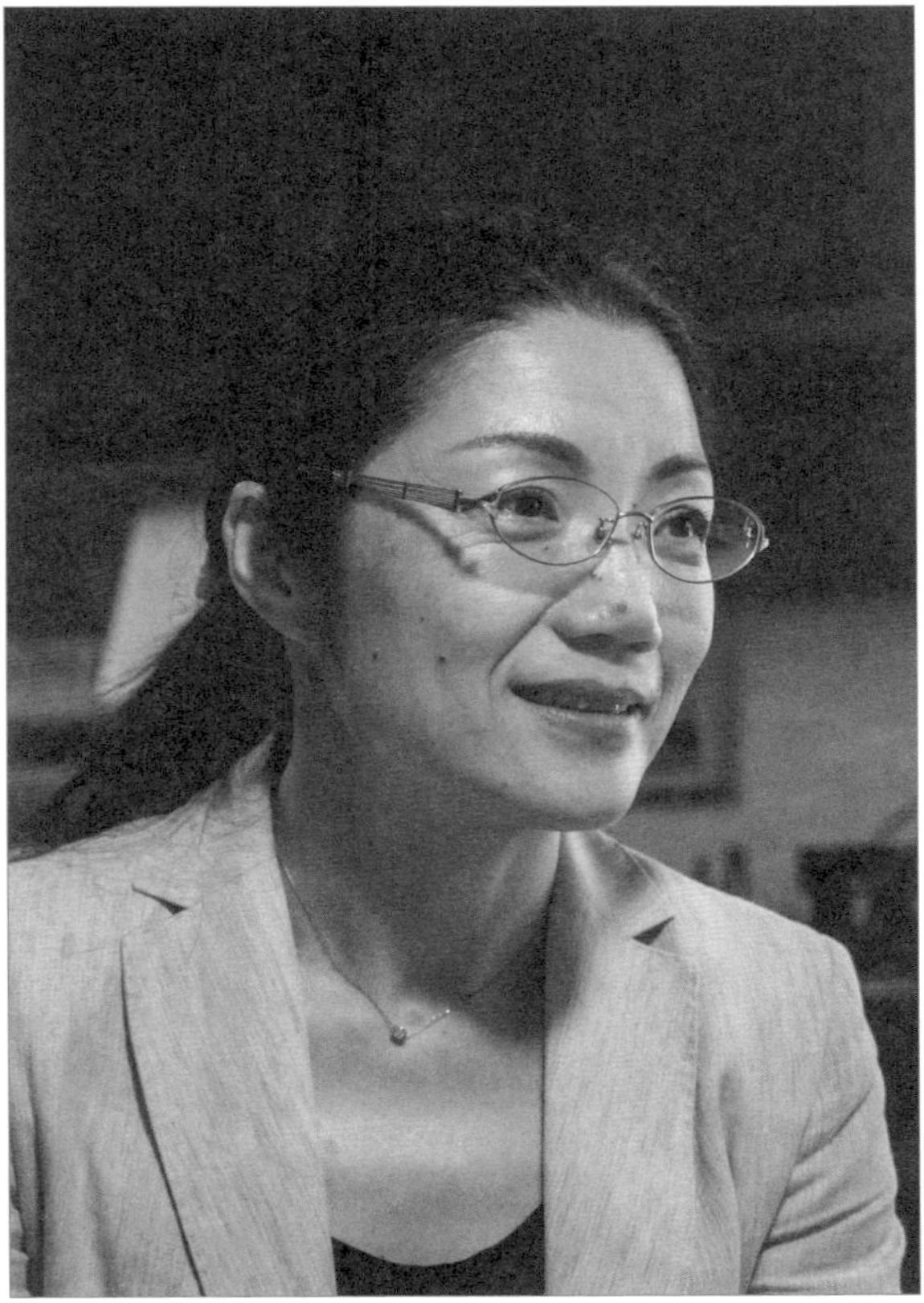

の分析に戻ってハッと気づいたんですが、言葉に意味を与えようとするよりも、その場の雰囲気やリズムが、フィールドノーツというデータの記載のされ方に表れているんじゃないか。そうであれば、言葉の意味のみに固執しなくてもいいんじゃないかという話になったんです。

谷川　僕はリズムよりも日本語の場合、「調べ」というほうが近いような気がしているんですけどね。英語の抑揚はストレス・アクセント（強さのアクセント）だからリズムがとりやすいけど、日本語はピッチ・アクセント（高さのアクセント）でしょ。だから「かっぱかっぱらった」みたいなスタッカートなリズムっていうのはなかなかつくりにくいんです。

西村　確かにそうですね。

谷川　「調べ」の中には非常に音楽に近いものがあって、言語がいい意味で「意味」を失うところもあると思う。だから詩は文芸の中で最も音楽に近く、また最も「無意味」に近いところへ行けると思っているんですけどね。僕はそもそも、詩よりも先に音楽に目覚めた人間なんですよ。言葉遣いもたぶん音楽に相当深く影響されていて、音楽そのものに限りなく近づきたいと思うことはありますね。

西村　無意味に、というのはよりリアルに近づきたいということ？

谷川　そうであるのと同時に言葉というものを遊ぶという態度を大事にしたい。とくに教育の世界ではそれがすごく少ないから。音的にも豊かで意味的にもさまざまな広がりがある言葉の可能性を目指したい、と言えばいいのかな。詩の世界に限らず、今のように意味で溢れかえっているせいでむしろ意味同士が殺し合っているような世界では、ノンセンスによって少し息抜きをする必要があるという気がしますね。

西村　本当にそうですよね。

谷川　哲学者の鶴見俊輔さんがノンセンスを「生きることの肌触り」とおっしゃっていたんですよね。それにもすごく影響をされて、僕もノンセンスなものを書きたいと思い一所懸命取り組んでいるんだけど、意味がどうしても邪魔をしてしまいます。

西村　意味が邪魔するのを、例えばどうやって迂回したり回避したりするのでしょう？

谷川　言葉と言葉の組み合わせで、何か通常の意味ではないところに行くというのが詩の目指すところでしょうね。

西村　そこにはまた、意識のあるなしのせめぎ合いがあったり……。

谷川　もちろんあるでしょう。だから読む人によっては「全然こんなもの意味がない」って片づけられちゃうわけですね。こっちは意味がないところを一所懸命狙うんだけど。

西村　看護師が患者さんとともにいる世界からすくい上げようとしているものと共通しているのかもしれません。言葉だけでなくそれを含めた身体を介して伝えられる音楽的とも言える何か……。

谷川　僕は一人っ子だから母親との結びつきがすごく強かったんですよね。彼女は理知的な人だったから僕を甘やかさずに育ててくれたんだけど、まあ認知症になっちゃうと昔の母じゃない人になりがちなわけですよ。

例えば毎晩のように私の書斎に上がってきて、原稿用紙に父の悪口を書き連ねていくんです。若い頃の父は結構、母を裏切っていたわけ。母はその恨みを胸に秘めながらもずっと父に尽くしてきたんだけど、認知症になって素が出てきたんですね。「今、玄関に若い女の人が来てるのよ」って言いに来たりする。賢明な母を知っているから、そういうのがもうやりきれない……。

病人はそのようにすごく身体の深いところから何か言いたいことが出てくるんだけど、言葉がなかなか見つからなかったりするんでしょうね。だから結局、わめいたり泣いたりすることになるのかな、と思ってましたけどね。

西村　意味を考えるよりも、そうやって身体からこぼれ落ちてきたものを一つひとつ一緒に分かち合ったり、時には距離を取ったりすることが必要なんでしょうね。

谷川　そうなんですよ。先ほどお話しした「宅老所よりあい」の人たちは、認知症の老人が徘徊したら止めないでずっと一緒に歩いて回り、お話ししながら結局うまい具合にホームへ戻るよう誘導する。そういう付き合い方をしてますよね。

西村　教育や研究では常に「なぜそう考えたのか」「なぜそうしたのか」という理由が問われます。しかし理由がなくて生まれてくる言葉や行為もたくさんあるということを尊重しなければ、すべての物事と理由がセットになってしまうと無秩序の世界がなくなってしまいますね。

谷川　僕は子どもの頃にそれを経験しましたよ。小さい時ってよく泣くじゃないですか。自分ではどうして泣いているのかよくわからないんだけど、親は必ず「なんで泣いているの？」って聞くでしょう。それに腹が立つわけ、子どもは（笑）。「よくわかんないから泣いてるんじゃないか！」って言いたいんだけど、子どもだから言えないんです。大人になって考えてみて、本当にあの時の質問は間違っていると思いましたね。

私とあなた

西村　もう一つ伺いたかったのは、例えば、詩集『**みみをすます**』（福音館書店、一九八二年）の「あなた」という詩について。私はこの詩が大好きなんです。もちろん、人によっていろんな読まれ方をすると思うのですが、私の場合、自分の祖母が亡くなる時に感じていた気持ちがよみがえってきます。入院中に容態が悪くなるなか、本人が治療したくないって言うので、しょうがなくみんなで交替して付き添って、添い寝とかいろいろできることをしながら最期を看取りました。そうやって私たちの前からいなくなってしまった祖母のことを憶えているので、私にとって人が亡くなるということ

『みみをすます』
（谷川俊太郎＝詩・柳生弦一郎＝絵、福音館書店、一九八二年）

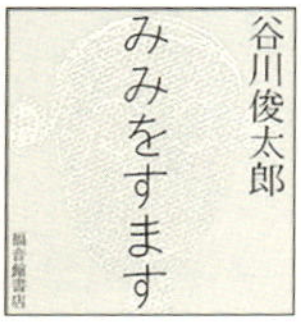

は、「死」という事実よりも「もう会えない」という気持ちになった経験として蘇ってくる……。

この詩の最後の「たとえはなればなれのみちを／あゆむとしても／あす／わたしは／あなたに／あいたい／（空行）／あなたは／どこ？」というくだりにはじーんとさせられ、なんとも言葉にならない感覚を覚えます。亡くなった人のこともそうですし、大好きだった人のことだとか、今はもう会えない大切な人のことなどを想う気持ちと重なるんですね。

谷川　なるほど。これは二人の女の子の話で、簡単に言えば「自分にとって他者とは何か」みたいなことを書いているわけですね。でも読者の中に「恋愛詩ですね」と言った人がいて、考えてみたら確かに発端は恋愛だったんですよね、これ。何か恋愛をしたというんじゃなくて、当時あった恋愛感情がこの詩を生んだきっかけだったんです。

西村　そうなんですか。

谷川　やはり詩の中に自然とそういうものが入っていたから恋愛詩として読めたんですね。詩というのはすごく多義的に解釈できるんだけど、この場合にはそういう理由があった。自分では小学生の女の子二人の話を書いているつもりでも発端となった恋愛感情がどこかに入っていたんですね。

西村　この詩にたくさん出てくる「あなた」にはいろいろな「あなた」があって、突き離された「あなた」もあれば、むしろ自分に問いかけている「あなた」もあったり。

谷川　そうですね。

西村　この「あなた」というのは谷川さんご自身にとって、どういう「あなた」なんでしょうか？

谷川　僕は何しろ大学にも行ってなかったので、詩を書き始めてしばらく生活のめどが全然立っていませんでした。でも非常に幸運なことに、最初に書いた詩が商業的な文学誌に載って、そこから初めて原稿料というのをもらったわけですね。

　その頃から大学にはもう行く気がないし、将来サラリーマンになっても真夏の地下鉄に乗れるかしら？ みたいな恐怖があって、書く仕事でやっていかなきゃダメかなって思いながら、徐々に原稿料とか印税が入ってくる生活に入っていったんですよ。だから最初から読者がすごく自分にとって大事だったわけ。

読者にわかってもらえる、感動してもらえるものを書かなきゃという感じで、自己表現なんてほとんど考えていなかったと思いますね。普通の詩人はみんな「私」から始めるんですけど、僕はまず生活の必要から「他者」というものがずっと問題になっていましたね。

西村　私たち看護職も、職業柄どうしても自分のことより他者のことを考えてしまうんですが、ある哲学者から「なぜ西村さんはいつも他者のことばかり考えるんですか」と言われたんです。「哲学はまず自分のことからでしょう」って。それで「いや、人によるんじゃないですか？」って言っちゃったんですけど。

谷川　そうですよね。他者を問えば、それはもうどうしても自分を問うことにつながっちゃいますから。

西村　はい。哲学者の**鷲田清一**さんが私の〝裏の師匠〟なんですけど、よく「私という存在は、私にとっての他者、その他者にとっての他者として私がある」というようなことをおっしゃっていて、他の何かを見ることにおいても、自分の見方やこだわりがいつもその「見ること」に表れているはずなので、「見ること」は何かへ関心を向けることであるのと同時に、自分の

鷲田清一：参考／『じぶん・この不思議な存在』（鷲田清一著、講談社新書、一九九六年）

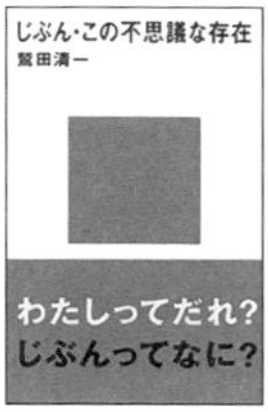

見方やこだわりをも問い直す再帰的な構造として営まれている。いま改めて思うのは、そういう構造そのものが谷川さんの詩にも表れているので、私たちはぐっと引き込まれるんだと。

谷川　それはあるかもしれませんね。僕は一人っ子だから余計に他者が問題だったんでしょう。兄弟喧嘩の経験もないし、親ともうまくいってたし、初めて恋愛をした時に「最初の他者」に出会ったような感じですね。一人遊びが好きで友達はとくにいらないという子どもでしたから。

言葉の安売り王

西村　先ほどの「意識下」の問題との関連で考えると、谷川さんは、谷川さんという意識を持った「自分」が、他者であるすべての「あなた」に向けて意識の外にある言葉を見つけて語りかけようとされているわけですね。これは大変な挑戦だと思いますが、そうするとそこで交わされる言葉の性質というものは、限りなく無私というか、抽象化されてどんどん透明になっていくような……。

谷川　なかなか透明にはならないけど、私が「あなた」に溶け込んでいく、もしくは侵入していく、あるいは混ざり合っちゃうような感覚が詩にはありますね。作者と読者を対立的に考えず、二つの存在が溶け合うみたいな感覚がね。

西村　例えばこうして一緒に話をしていると、自分が言ったことなのか他人の語ったことなのかがわからなくなったり、あるいはスポーツやダンスなどで一緒に動いていると互いの身体の境目がなくなるような、ぼんやりした感覚で生きていることって現実に起こっている気がします。先ほど、日常の言葉では物事が基本的に二つに分けられていくと言われましたが、自分と他者もそうですね。それを区別しないまま受け止めることがすごく大事な気がします。

谷川　僕は詩を書いている時以外は他人と離れちゃう人なんですよ。デタッチメントというのが僕の態度の基本にあります。だから一対一の関係になるのは恋愛や結婚しかないわけですね。僕はゲイじゃないから、つまり女の人としかそういう経験がない。

それ以外は全部言語の上だけなんです。だけど僕の詩を読んだ人が目の

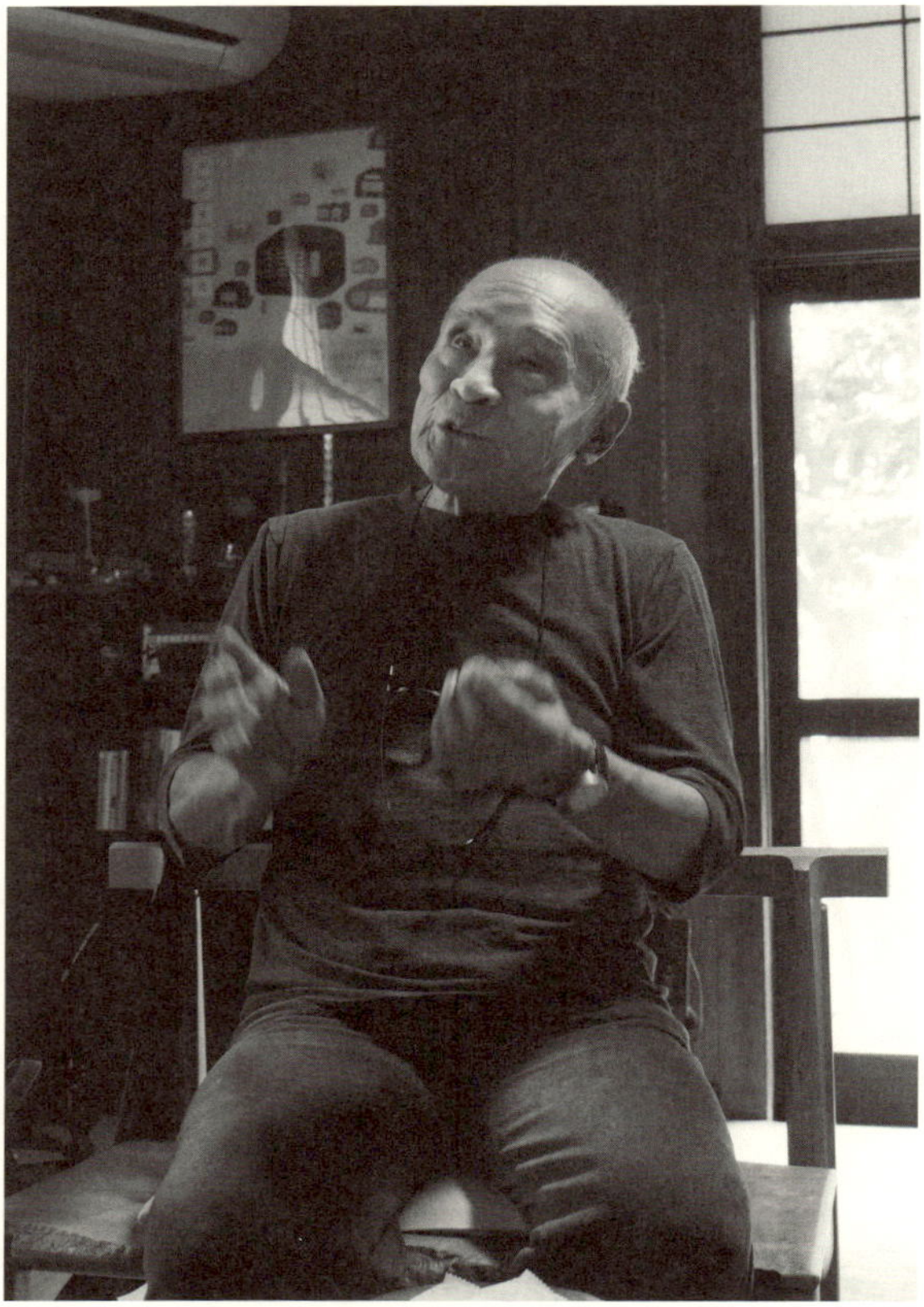

前で泣いたりしてくれるとやっぱり嬉しいんですよね。それは迷惑でもあるんだけれども、自分の言葉にこれだけ感動してくれたというのは、その言葉が自分のものだけではなくなっていることを思わせてくれるんですよ。

その状況を突き詰めると、例えばビートルズのようになるんです。彼らの場合は音楽の力があるからまたちょっと違うんだけど、その力はものすごくて、一歩間違えればある種の全体主義になっちゃいます。

西村 そういう危険さというのは、詩にもあるんでしょうか。

谷川 そこまで強くはないんですけど、第二次世界大戦中、日本に詩の朗読部隊みたいなものがあったらしいんです。いろいろな**詩人たちが戦意高揚の詩を書いて**、戦後は彼らの戦争責任が問題にされたんですけどね。活字で読むのと違い、声で読む詩には人を巻き込む力がありますね。

西村 文字は自分から読まなければならないけれど、音は耳から勝手に入ってきますからね。それに、一緒に読むということ自体が、一体感を高めますね。

谷川 例えば、旧ソビエト時代の詩人の朗読会は数万人を集めてすごい騒ぎだったらしいですよ。直接的な政治発言が許されなかったので詩人たち

詩人たちが戦意高揚の詩を書いて：第二次世界大戦中、国家総動員の一環として文化人や文化団体を協力者とする翼賛文化運動が行われた。その中心的な組織だった大政翼賛会文化部は、一九四一（昭和十六）年に『詩歌翼賛：朗読詩集 日本精神の詩的昂揚のために』（第一輯・第二輯）を発行。また当時のNHKラジオ放送でも、こうした「愛国詩」の朗読が流された。

はたとえ話を使い、隠された意味で政治批判を行っていた。それで多くの人が朗読会に集まったんですね。詩人はそこでスターになっていたわけです。

西村　詩には、私たちがはっきり自覚していない物事を短い言葉で、それも「説明」抜きで表現されているだけなのに、かえって強く人を引き込む力があるんですね。

谷川　僕自身がそのことをものすごく感じたのは、糸井重里さんや川崎徹さんらが生み出していたコピーです。そういうコマーシャルの世界に言葉の力を持っている人たちが現れた時に、僕は詩が負けたって思いましたね。先ほど言ったように僕にとって言葉は生活の糧だから、それが生む金銭の動き方をそのまま人々への影響力と考えると、優れたコピーライターの言葉の力はもう全然ケタが違う。「**男は黙ってサッポロビール**」なんて書かれちゃうとさ（笑）。

西村　谷川さんの詩は不特定多数の「あなた」に対して向けられているものだから、目的がコピーライターと似ているんですね。

谷川　そうなんです。非常に共通したところがある。僕から見れば、糸井

男は黙ってサッポロビール：一九七〇（昭和四五）年の製品キャンペーン・コピー。コピーライターの秋山晶の代表作とされる。従来匿名性の高かったコピーライティングが作者の個性を反映する「作品」として認識されるきっかけとなった。

さんなんてそのへんの詩人よりかはるかに詩人です。言葉の力の出し方がすごいですよ。彼はまた言葉を通して実際に物を売買するようになったから、余計にすごいんです。「ほぼ日刊イトイ新聞」のさまざまな事業も、そもそも言葉から始まったものですよね。

西村　「自己紹介」という詩（『私』思潮社、二〇〇七年に所収）に「私の言葉には値段がつくことがあります」って書いておられますね。あれもとても面白いです。

谷川　結構評判いいんですよね。

西村　それに対して糸井さんは言葉をどんどん商品化していく。全然悪いこととは思わないんですけど、そこの違いが面白いです。

谷川　糸井さんは僕のことを買ってくれていて、共通するものを感じてくれるんですよ。「安売り王」って言われてます（笑）。僕は褒められたと思ってるからすごく嬉しいんですよ。まあ自分にとってはそうだけど、一部の詩人は詩をできるだけ金銭と関係のないものとして書いていますから、そうは思わないでしょう。

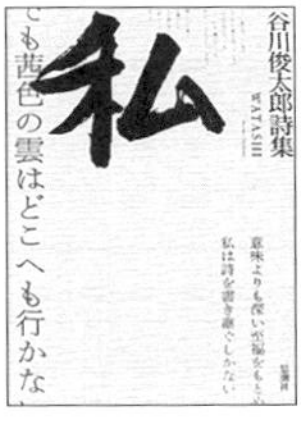

『私』
（思潮社、二〇〇七年）

西村　それでは、最後に「さようなら」っていう詩（『私』思潮社、二〇〇七年に所収）についてお話ししたいんですが。

谷川　はい。内臓に〝さようなら〟を言っているやつね。

西村　この詩を読むと思い出すエピソードがあります。ずいぶん前のことですが、ある調査で高齢の方の家庭訪問に行った時、部屋のテレビから臓器移植法のニュースが流れていました。するとその方が「あなた看護師さんよね、聞いていい？」って声をかけてきたんです。九十歳を超えた女性で、老老介護をなさっているご家庭でした。「こんな法律をつくるのはいいんだけど、この世にいる間に人に臓器をあげちゃうと、生まれ変わった時に目が見えにくかったり、心臓が弱かったりしないの？」って、すごく心配そうにおっしゃったんです。

谷川　同じ時間に生まれ変わる気だったのかな？　おばあちゃん。

西村　（笑）。すごく愛らしかったんですけど、そういう感覚で生きておられる方にしてみると、脳死臓器移植というのはある意味すごく強引な医療行為なのかもしれないなと思いました。そして、この「さようなら」の詩をその方に読ませてあげたいなって思ったんです。もう二十年近く前のことですから叶わないでしょうけど。

こんなふうに、谷川さんの詩はいろいろな人がいろいろな場面を思い出したり、それぞれの立場から読むことができます。それはやっぱり「あなた」を主体にしたり「あなた」に語りかけたりしているからなのかなって思いました。そしてその「あなた」が、実は二人称でありながら不特定多数のあなただからなんだと。

谷川　僕の詩は概念的だって言われることがあるんです。例えば散文だと具体的な花の名前を書くじゃないですか。でも僕の詩ではそういうことがほとんどないんですよ。

西村　そういえば、そうですね。

谷川　ただ「花」と書けば、読む人はみんな自分の好きな花、印象に残っている花にいくらでも感情移入できちゃうわけでしょ。そういう感覚で僕の詩は人々に広まっているんじゃないかなと思って。だけど『ことばあそびうた』(131ページ)に収めた「ののはな」という詩で「なもないのばな」って書いたら、ある人から「名もない野花なんてものはない。すべての花には名前があるんだ！」って怒られました（笑）。でも僕は何の花かなんて全然覚えないんですよね。

西村　花に種類や名前があることも大事ですけど、花を見てまず「きれいだな」と思う気持ちもまた、大切にしたいなと思いますね。

（二〇一六年九月二十日　谷川邸にて）

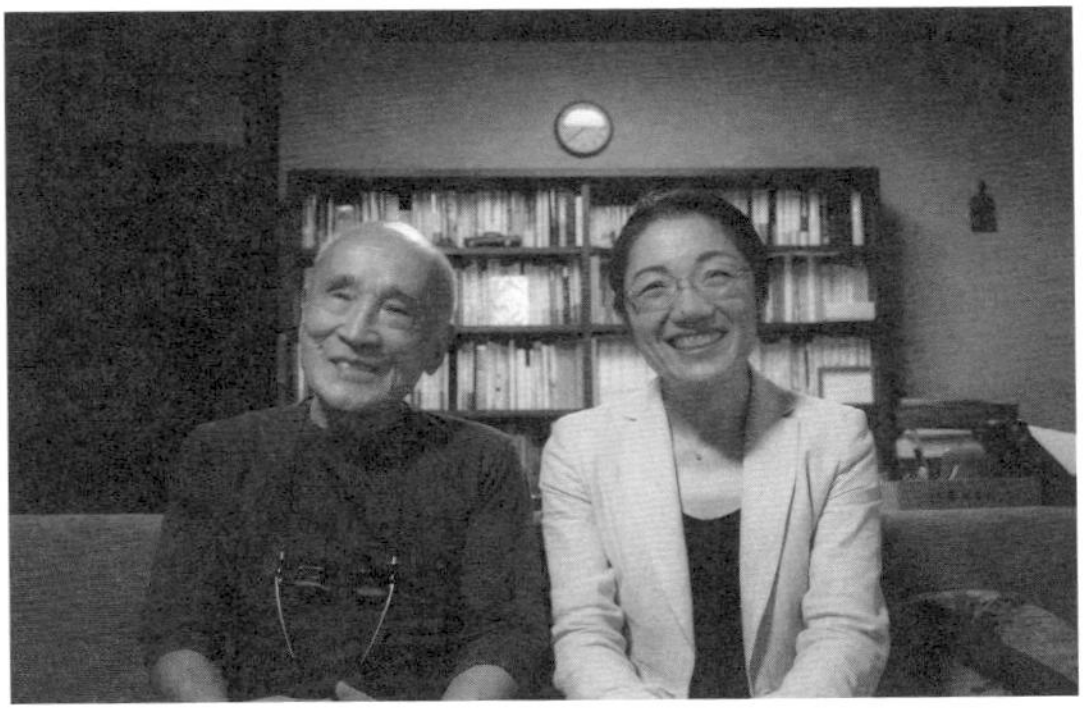

さようなら

谷川 俊太郎

私の肝臓さんよ　さようならだ
腎臓さん膵臓さんともお別れだ
私はこれから死ぬところだが
かたわらに誰もいないから
君らに挨拶する

長きにわたって私のために働いてくれたが
これでもう君らは自由だ
どこへなりと立ち去るがいい
君らと別れて私もすっかり身軽になる
魂だけのすっぴんだ

心臓さんよ　どきどきはらはら迷惑かけたな
脳髄さんよ　よしないことを考えさせた
目耳口にもちんちんさんにも苦労をかけた
みんなみんな悪く思うな
君らあっての私だったのだから

とは言うものの君ら抜きの未来は明るい
もう私は私に未練がないから
迷わずに私を忘れて
泥に溶けよう空に消えよう
言葉なきものたちの仲間になろう

（『私』思潮社、二〇〇七年）

［2］——開かれる絵本、開かれる詩（細馬宏通）

絵本の読み方

絵本『**もこ もこもこ**』のひらがなを、つい、たどるように読んでしまう。

元永定正の絵に谷川俊太郎がひらがなで一枚一枚に短いことばをつけた『もこ もこもこ』の文字数は極めて少ない。けれど、そこに書かれていることばは油断ならない。「しーん」とした世界に、なにかが生えてくる。「もこ」。ページをめくると、そいつが少し育って「もこもこ」。そして右側で、別のなにかが「にょき」と生えてくる。さらにページをめくると、次の見開きでは、もこもにょきも一つずつことばが育って「もこもこ」「にょきにょき」。もこの方には節がないが、にょきの方には節がある。そう言えば、なんだか「もこ」より「にょき」の方がくびれた節を生む音にふさわしく思えてくる。

ならば次の見開きではさらに一つずつ育って「もこもこもこ」で

『もこ もこもこ』
（谷川俊太郎＝詩・元永定正＝絵、文研出版、一九七七年）

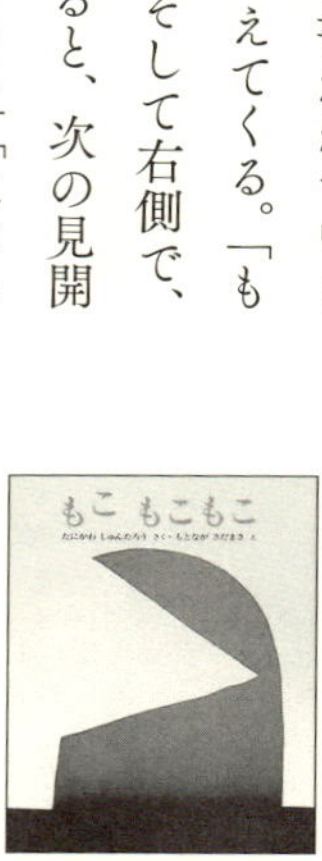

「にょきにょき」ではないか。そう思ってページをめくると、予想はくつがえされる。にょきには確かに三つ目の節が育っている。ところが、もこは、いままさに「ぱく」と大きな口でにょきを食べてしまおうとしている。にょき危うし。この大ピンチに、にょきは三つの節くれのまま、大いなる沈黙を守っている。なんという静かな緊張だろう……。

というような読みをかつて試みていたわたしは、作者自身が朗読をしているのをYouTubeで見て、ひっくり返ってしまった。子供の声のする書店の会場で谷川俊太郎が読む『もこ もこもこ』は、まるで違っていたのである。

「もこもこ」と、もこの繰り返しが二つの見開きでは、いきなり「もこもこもこもこもこもこもこ!」。ええ? こんなに「もこ」だらけでいいのか。「もこ」だけではない。「もぐもぐ」とひかえめに記されていた咀嚼の音は「もぐもぐもぐもぐ……」と大盤振る舞い、「ぷうっ」とすばやく膨れる音も、「ぷう〜〜〜……」とゆっくりゆっくり膨らまされていく。ひらがなで記された音の一つひとつを厳密なものと考えていたわたしには大きなショックだった。

わたしはこんな風に考えていた。この絵本は、とてもことばの少ない本である。ならば、その少ないことばには、数々のことばを尽くした本よりもずっと、密度が高く凝縮された価値があるはずであり、読むときも、一文字一文字注意深く読まねばならない、と。

しかし、この考えには、少しケチくさいところがある。まるで文字単価を考えて、単価があがるほどことばの単位あたりの価値が上がるようではないか。もっと気楽に、記されたことばを、読むための一つの手がかりと考えてもよいのではないか。

そして、もう一つ大事なことがある。声に出して読むことは、声をきく相手に開かれた行為だ。例えば「ぷうっ」と記されたページを開いたとき、相手がもう十分こちらに注意を向けているなら、「ぷうっ」とすばやく告げてからすぐにページをめくるのもいい。でも、相手がこちらにまださほど注意を向けていないなら「ぷう〜〜」と伸ばしながら相手の耳をそばだたせてもよい。相手がこちらを見始めたら、さらに「ぷう〜〜〜〜〜」、だんだん期待を膨らませていってもいい。声を発することが相手に対する行為である以上、絵本のことばもまた、相手のあり方とともに、その場に応じて変化してもよいだろう。

谷川さん自身が、そういう教育的な配慮のもとに読んでいるのかはわからない。ただ、子供のはしゃぐ声がする書店の中で響く谷川さんの絵本の朗読は、わたしの考えていた一言一句ゆるがせにしないような読み方とは全く違って、きき手に開かれて見えたのだ。

エア絵本

最近、彦根の古本屋「半月舎」の主催で「絵本カフェ」を始めた。毎回一冊の絵本を取り上げて、それをいろんな風に読んでみるのはどうか。特に理由があったわけではなく、最近絵本が気になるなと思って、半月舎の御子柴さんと話しているうちに、それこそ「ぽこっ」とそういう話になった。

といっても、わたしは発達教育や読み聞かせの専門家ではないから、どんな風に読んだら教育上よいかを指南することはできない。念頭にあったのは谷川さんの『もこ もこもこ』の朗読だった。絵本をめくると絵が目の前に飛び込んでくる。その、めくる動作と声とを、どんな風に組み合わせたらよいか。そういうことを考える時間にしようと思ったのだ。

第一回では、谷川さんの代表作である『ことばあそびうた』を取り上げた。すでに瀬川康男の絵による絵本（福音館書店）があるのだが、しかしここではあえてこの絵本からは離れて、詩のことばをどうページに割り当てるかを考えてみることにした。『もこ もこもこ』がそうだったように、ことばを発しながらめくることが、読み手とききき手の新たな関係を生む気がしたからだ。

まず考えられるのは、詩の改行ごとに見開きを一つ割り当てることだ。「かっぱかっぱらった」で一つの見開き。「かっぱらっぱかっぱらった」でまた一つの見開き。「とってちってた」で一つの見開き。だけど、違う風にめくりたい人もいるのではないか。カフェに来た人に、詩のどこでページをめくりたいか区切り線をつけてもらうと、やはりいろいろ出てきた。「かっぱ」で一つの見開きという人もいるし、「かっ」「ぱらっぱかっ」「ぱらった」なんて変拍子にする人も出てくる。どれがいいだろう？

試しに各人の区切り方でめくってみることにした。ノートの見開き三つ分にそれぞれ「かっ」「ぱらっぱかっ」「ぱらった」と書いてめくってみる。なかなか調子がよい。めくるときの間が入るから、そこで詩のリズムがちょっと変わる。それに動作も入るから、文字どおり身体的になる。

何度か試みるうちに、もはやいちいち書かなくてもいいことに気づいた。ただ白紙のノートを掲げて、「かっ」と言ってめくる。「ぱらっぱかっ」と言いながらまためくる。「ぱらった」と言いながらぱらりとめくる。これはらくちんだ。ノートの紙は薄くてめくる速さがばらつくので、分厚い紙の画帳を用意して、一冊の白紙の画帳と詩をいくつか用意することにした。参加者が詩を区切っては見開きに割り当てて、白い画帳をめくる。これで、めくる朗読会ができる。「エア絵本」と名付けることにした。

めくるという動作はきき手とのやりとりを生むことにも気づいた。わたしがページの端に手をかけると、子供がちょっと前のめりになる。そこですかさずめくると、わっと目を見開くし、めくるのに手間取ると、なあんだ、と注意がそれる。

誰かとめくる

実は、ページめくりがもたらすコミュニケーションについて、かつてちょっとした研究をしたことがある。

わたしたちは何かを読むときに、一人きりとは限らない。誰かとカタログを見たりメニューを眺めたり、二人で一冊の雑誌を見るときには、二人で一つの冊子をめくる。けれど、二人はめいめいが勝手なタイミングでめくることができるわけではない。

例えば、メニューを選んでいるとき、自分が何を食べるか決まったからといって、すぐにめくって次のページでドリンクを探すというわけにはいかない。相手の方はまだ今開かれているページを見ながら、ゆっくり時間をかけて食べ物を選んでいるかもしれないからだ。こんなとき、わたしたちは、いつページをめくるべきかを、どうやって決めているのだろう。いちばん簡単なやり方は、「めくっていい?」とたずねることだろう。

では、実際はどうか。いろんな人たちに二人で一つのメニューを見てもらうと、声に出して「めくっていい?」という人はそれほどいなかった。むしろ無言だったり、全く別の話をしながらめくってしまう人が多い。では、片方の人が相手に許可をとらずに一方的にめくっているのかといえばそうでもない。それどころか、片方の人がめくり始めると、もう片方の人がめくられつつあるページにさっと手を添える。一枚の紙をめくるのに、わざわざ二人で持つ必要はない。だから、この手を添える動作は、めくるのを手伝うというよりは、めくることに同意していることを表す動作なのだろう。

さらに、めくり始める前にもさまざまなことが起こっていた。読み終わった人の何人かはただじっと待つのではなく、手をするするとページの端に移動させる。ページの端に指の腹をかける。さらには、重なったページとページの間に指を滑り込ませて、いつでもめくることができるように準備する人までいた。もちろん、これらの動作は相手の目にも入っている。わたしたちは、相手に少しずつめくるための準備動作をもらしながら、いつめくるべきかお互いにタイミングをはかっているのである。

おもしろいことに、めくっている当人たちはこういう細々した動作に自分で気づいていないことが多い。ページをめくるために手を動かしたことは覚えていても、相手とのやりとりのためにどんな風にタイミングを調整していたかは、意識から逃れるらしい。ページめくりをしていた二人にあとでビデオを見せると、自分たちのやっていることに初めて気づいて笑い出したりする。

詩のめくり方

ページめくりの研究から、めくるという行為は、必ずしも一人の読者の問題とは限らないことがわかったのだが、これはあくまで黙って二人で読むことについての研究であり、朗読のように読み手とき手のいる状況を想定していなかった。けれど、詩をめくるというのをやってみると、ここには新しい問題があることに気づいた。詩をめくる行為は、ただ相手にもうめくっていいかどうかを伝えるだけではなく、ページに注意を引きつけたり、そのページについて考える時間が終わろうとしていることを告げたり、次のページに何が書かれているかを期待させることができる。めくることは、いわば一人のことばを誰かに向かって開く行為なのだ。

ふだんは見開きの中にぎっちり詰まっている詩を、エア絵本で改行ごとに区切って読んでみると、全く感じが違う。

例えば、谷川俊太郎の「二十億光年の孤独」の次の一節、

万有引力とは
ひき合う孤独の力である

宇宙はひずんでいる
それ故みんなはもとめ合う

宇宙はどんどん膨んでゆく
それ故みんなは不安である

これを、エア絵本で読んでみよう。

白いページをめくって「万有引力とは」と読む。わたしたちが知っているニュートンの万有引力の法則、万物が持つ引力の力のイメージが見開きいっぱいに広がる。ゆっくりページをめくり、「ひき合う孤独の力である」と読む。白いページの上に惑星が浮かび、恒星が浮かび、それぞれが孤独の引力によってひき合おうとする。いくつもの星、いくつもの孤独がひき合っている。ページをめくって沈黙（これは空白行）。次をめくって「宇宙はひずんでいる」。いくつもの星がひき合うから、宇宙はひずんでいるのかしらと思えてくる。しかし、さらにめくって「それ故みんなはもとめ合う」と読むと、なんだか論理が逆さまに進んでいるように思えてくる。ひき合うからひずんでいる。ひずんでいるからもとめ合う。論理がいったりきたりして、宇宙はまるで膨れたり縮んだりするようだ。そしてその宇宙が「どんどん膨んでゆく」。

こんな風に、エア絵本で詩を読んでみると、詩とは時間であり、時間の中で読み手ときき手が次のことばを想像する遊びだということがよくわかる。めくる動作が入ることで、次のことばを想像する力は少しく強くなり、その想像が次のことばによって裏切られることへの気づきも少しく強められる。めくる動作とともに、「二十億光年の孤独」はひき合う孤独の力のひき起こす運動となって、宇宙を伸縮させていく。

それだけではない。「ひき合う孤独の力」と読むときに、そこには読み手であるわたしという孤独の持ち主と、きき手であるあなたという孤独の持ち主がいる。読みながら、わたしとあなたとの間にひき合う孤独の力が感じられ、読む空間が宇宙になってしまう。めくる速さで読む空間がひずみ、伸び縮みし、どんどん膨らんでいく。

その場にいる人がそれぞれの区切り方でエア絵本を読んでみるとよい。読み手ときき手が交代することで、詩のことばは誰か一人のものではないということもよくわかる。おもしろいことに、読み手によって「万有引力」の質は少しく変わる。饒舌な孤独、しんみりした孤独、はつらつとした孤独、消え入りそうな孤独。読み手ごとに、その場に発生する孤独の力が違い、伸縮する宇宙も違ってくる。

詩のことばは誰のもの

こうして、谷川さんの朗読を見たことをきっかけに始まった絵本カフェは、「読み聞かせ」というよりは、声を響かせ、孤独の引力を発生させる場になりつつある。作者がいてその意図を読者に伝える、というのでも、朗読者がいてその声をきき手に伝える、というのとも違う。特定の誰かがことばの意味を担ったり、そのことばの責任をとるのではない。ことばによってわたしやあなたがその場に開かれる。

詩のことばは誰のものだろう。

病気には患部があり、詩には作者がある。からだは正常な部位と患部に分割でき、ことばは世界を正しく分割でき、ひとは作者と読者に分割できる。病気の原因は患部にあり、詩の意味は作者にある。患部を切除すれば病気が治り、作者に意味を問えば詩が理解できる。

このような考え方と全く逆のことを西村ユミと谷川俊太郎は語っている。ことばで世界を正しく分割するのではなく、ことばで分割しえないものがあることを指し示すにはどうすればよいか。あるいは、特定の患部、特定の原因に責任を負わせ、それを取り除くのではなく、それらを迂回して、誰かと誰かの関係の中で考えるにはどうすればよいか。

次のページをめくってみよう。

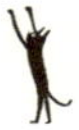

対話のあとに

「詩人の特徴として、日常生活から見ると放心しているようなところがあるんです」。谷川さんのこの言葉を伺って、「放心」という状態にとても関心を持った。「同じ一つのものを見ていても人とはたぶん見方が違うんだろうな」ともお話しされていることから、「放心」は、谷川さんと見ているものとの関係が他の人のそれとは異なっていること、言い換えると、世界内における存在の仕方が別様であることを言い表しているようだ。

他の人との違いは、このインタビューを貫く「言語以前の存在」、私の言葉で言い換えると「はっきり自覚できていない」「意識する手前」の存在として、谷川さんが世界の内に身を置き、そこで感じ取っていることに敏感であるから生じているのかもしれない。

では、谷川さんにとって「言語以前」は、どのような意味を持っているのだろうか。それは、谷川さんの（が）「詩」を生むことと深く関係しているように思う。

看護職である私も、「言語以前」、つまり「はっきり自覚する以前」とも言える状態に関心を持っている。それは看護師が、他者の苦しみを目の当たりにした時、はっきり自覚する以前に思わず応答を始めていることを、多くの現場で見聞きしてきたからだ。看護師のその応答という姿勢に、すでに相手の苦しみが反映されている。だから、それははっきり自覚され難く、また言葉で説明することも難しい。このように、言語以前の存在として看護師の応答はある。

こうした相手への応答という身体化された経験が、その先で行う意識的な営みを生み出す足場になっていると考えてきた。しかし、それは谷川さんの言う「放心」とは少し違っているようにも思われる。調査先の看護師の実践を見ていても、彼らはその場の全体の状況を展望しつつ、その都度、ある患者に注意を向けながら、その背後で別の患者や看護師たちの実践にも、いつでも関心を向けられる準備状態にある。複数の患者のいのちを守ったり苦痛をなくすことを仕事としているからかもしれない。だから、待つというよりも、先取りをすることのほうに関心が向かい、未来を見越して、今の状態へと関与する。

こうしたあり方を思い起こすと、看護実践において私たちは、過度に意識していたり関心を向けたりしているわけではないが、「放心」とは別の状態にあるように思われる。もちろん「待つこと」は大切な姿勢と誰もが思っているけれど、それは言葉が生まれるのを待つ姿勢ではなく、患者を見守り、その変化を、あるいはよりよい状態で生活できるようになることを待つ、という実践だと言える。

それにもかかわらず、「言語以前の営み」は看護実践をその根底で支えているのだと、少なくとも私にはそう思える。谷川さんの「言語以前」に関わる言葉は、逆説的に、すでに馴染みとなってしまっている私たちの態度を、浮かび上がらせてくれているのかもしれない。

言葉が生まれる以前の次元

「言語以前」は、谷川さんによって次のように語られた。

「日常的に使われている言葉の組み合わせから外れたところで、普段気づいていないことが突然言葉として現れた時に、詩は面白いものになる」（125ページ）

「詩と、言葉にならない物事との問題……言葉自体の根っこや、言葉が発生する源がそこにはある」（同）

「だから今は詩を書く時も〝待っている〟ことがいちばん大事」（同）

「自分の中から何かがポコッと出てくるような詩の始まりが面白い」（126ページ）

「お風呂の中でおならしてるみたい」(同)

「思いがけない言葉が出てくると面白い」(同)

詩は、確かに谷川さんが生み出しているが、自身が頭をギシギシ使って集中してつくっているという感覚ではないようだ。むしろ、「待っている」と突如として「日常的な言葉」とは別の組み合わせで、不意に「現れ」たり「出て」きたりする。言葉のほうが出てくるのだ。それがいつ訪れるのかがわからないため、「待っている」のだ。逆に待っているという態度がなければ、詩の言葉は生まれてこないのかもしれない。

この時、待っている谷川さんは受け身なのだろうか。「普段気づいていない」だけなのだから、単に生まれてきた知らない言葉に出会うのではなく、その言葉に出会うことで普段気づいていない言葉に「気づく」。だから、ハッとする自分に出会っている可能性がある。言葉が生まれてくるのを待っていること、突然生まれる「ポコッ」という不意打ちのタイミング（時間制）、気づいていないこととそれに気づく〝自分に出会う〟分節の思いがけなさ、これらが相まってこそ、詩を「面白い」とする経験も生まれるのだろう。

そうであれば、待っている谷川さんは単なる受け身の状態にあるわけではない。むしろ、待っているという事態が、言葉が生まれるそれ以前の次元を志向することであって、その未分化な次元にとどまり浸ることこそが、言葉が生まれる事態に出会うことを可能にする。つまり「放心」とは、言葉が未分化な次元に浸る態度なのだ。

言葉を言語以前に差し戻す

詩は、言葉での表現であるにもかかわらず、谷川さんは「言語に頼らずに直観的にある全体を感じている」のだと言う。例えば言語は、物事を「正しい／正しくない」「美しい／醜い」みたいなかたちで、基本的に二つに分けていく。「そういう言語をどうにかして一つに統合して、まずは言語以前の存在のようなものに迫ろうというのが詩のわけですから」とお話しされた（127ページ）。分節化された言葉を統合していく。それはすでに生まれてしまった言葉を、もう一度未分化な次元へと差し戻していく試みだ。それによって谷川さんは「言語以前の存在のようなもの」に迫ろうとする。それが「詩」なのだと。

言葉にしていくことは、事態を腑分けしていくことでもある。だからその営みは「分節」と呼ばれる。谷川さんは、すでに分節されてしまったものをもう一度「どうにかして一つに統合」することで、「言語以前の存在に迫ろう」とする。言葉は、まだその意味がはっきり自覚されていない、言語以前の次元から生まれてくるのだから。

次元という意味でも、時間という意味でも、これまで私はこの生まれること（発生）は、ある方向性を持っていると思っていた。しかし谷川さんは、生まれたものをまた元に戻そうとするのだ。そんなことができるのだろうか。それは自覚から放心へと逆戻りするような感覚なのだろうか。

私たちには到底できそうもないことを試みようとし、それをやってのける。だから、谷川さんは「詩人」なのだ。しかし、それによって、その先で何をしようとしているのだろうか。

一つの意図を表す表現があった。「存在と言葉の結びつきの含意によって科学的な定義ではないところへ曖昧に広げていきたい」（127ページ）。科学的定義は理路整然として、合理的で矛盾を持たず、誰にでも同じように理解される。だから説明という文体は、「科学的」という修飾語をつけられることがある。

こうした特徴を科学が持っているとしたら、むしろそれとは別の方向にある、曖昧で、不気味で、怪しげな言語以前の何かに迫ろうとするのが詩の世界なのだ。「現代の科学では全然証明ができないところ（前世）だから、非常に怪しげで危いでしょ」（129ページ）と谷川さんは自慢げに話された。「僕はそういうものに何か未来に通じる道があると思っているんです」（同）。

その「未来」にも、とんでもない含意がある。谷川さんの詩は、死んでしまってからの彼岸の出来事をも表現するのだ。あるいは、生まれる前へと。科学の説明が根拠を持って、一つずつ積み上げるように行われるのとは、その態度・方法が異なる。まさに、言語以前の存在を通して、その次元で言葉が生まれいずる状態において、谷川さんは時空を超越していくのだ。科学では、とても追いつかない創造性とともに。

先に、「日常的に使われている言葉の組み合わせから外れたところで、普段気づいていないことが突然言葉として現れた時に、詩は面白いものになる」という言葉を取り上げた。そうか、谷川さんはこれまでの、当たり前の言葉の組み合わせでは、詩にならないと言いたいのだ。だから、いったん分かれたものを統合し、別の組み合わせをつくろうとする。

しかし、そのつくることとは、谷川さんが強引に行うのではなく、生まれてくるのを待つことによって、これまでとは違った言葉の結晶を生み出すというかたちで行われる。まるで魔法つかいのように。「矛盾だけが現実のすがたであり、現実性の基準だ」というシモーヌ・ヴェイユの言葉を教えてくれたのは、これまでと違った言葉の組み合わせが矛盾に満ちていること、しかし、それこそが現実であることを強調したかったからかもしれない。

無意味がいい

無理やり、さまざまなものに名前を与えないことも大事だ、と谷川さんは話す。「ただ〝花〟と書けば、読む人はみんな自分の好きな花、印象に残っている花にいくらでも感情移入できちゃう」(153ページ)。そう思って振り返ると、自分で「花が好きだ」と言う時、その名前を問われなければ固有名や種類は頭に浮かばないものだ。印象に残っている花のイメージはあるけれど、状況やその時の気分でイメージする花は変わってしまう。

しかし、例えば「花」ではなく「はな」とするとどうであろう。あるいは、「野に咲く菜の花」と書くと、具体的な花がどこに咲いているのか、その情景までもがすぐに目に浮かぶ。これは漢字が特定の意味を与えているからだ。しかし、あえて次のように書いてみて、知覚の実験をしてみたい。

のにさくなのはな

ひらがなが並んでこっちを向いている。見ているうちに、しだいに「のに」「さく」「なの」「はな」というそれぞれの二文字が近寄ってくる。いや、「のにさ」「くな」「のはな」三つ、二つ、三つが収斂する。どの言葉が近寄るか、どこの隙間で離れるか（区切られるか）によって、意味の成り立ちが全く違ってしまう。

「のにさくなのはな」。ひらがなばかりが並んでいると、その収斂と区切りが浮かんでくるのを待つために、つまり意味の発生のために、時間を必要とする。無理やり近づけたり離したりするのではなく、待っているとだんだん文字の間の隙間が距離をとったり近寄ったりしてくるのだ。時々、別の文字が近づき、意味が別様になったりわからなくなったりしてやり直す必要が生じ、そのぶん時間がかかる。

「日常的に使われている言葉の組み合わせから外れたところで、普段気づいていないことが突然言葉として現れた時に、詩は面白いものになる」。言語以前の存在、あるいは、分節化された言葉を一つに統合していくことで、意味がすぐさま浮かび上がることからいったん距離を置くことができる。そこでいろいろな組み合わせを、文字と知覚との関係を通して、文字のほうからつくっていくのだ。それを待ち、目撃し、一緒に楽しむこと。ここまで振り返って来て、それが詩なのかもしれない、と思うようになった。

ひらがなが並ぶ。しかしまだ、意味をはっきり持っていない。そこから意味を伴った言葉が浮かび上がってくるのを待つ。ポコッと浮かび上がったそのリズムを、その不意打ちを、楽しむ。谷川さんは詩をつくることを通して、そんな経験をしているようだ。それが、詩自体にも表れている。

詩を楽しむことを知る

谷川さんとの対話を通して、なんだか不思議な経験をたくさんさせてもらった。谷川さんの詩をたくさん読み、その背後の経験や経歴なども把握してご自宅に伺ったのだが、お話をしていると、そんなことはどうでもよくなってしまった。

むしろ、何かが裏切られていくような、壊されていくような感覚を楽しんだ。そこで裏切られ壊されたのは、私のカチカチに固まった思考や態度なのかもしれない。他方で、「そうそう」と頷かされることもたくさんあった。この両者が同時に起こっていたのだ。だから「不思議な経験」という意味が浮かび上がってきたのかもしれない。

そう、その両義性を、その不思議を、そのまま楽しめばいいのだ。それが詩と出会うことなのだと思う。経歴や書かれたものは「情報」だ。私はこうした「情報」を得て自らの知識にするという、科学的知識を習得する際の一つの方法を、それがそぐわない「詩」に対して行っていた。谷川さんとの対話の中で、そのそぐわない行為が壊される感覚を経験した。壊れたからこそ、頷きも起こったのだろう。もし、情報の衣をまとったままであったら、両義的な経験を楽しむことはできなかったかもしれない。

このように考えると、最初に抱いていた、詩人である谷川さんが立ち返ろうとした「言語以前の存在」と、看護職である私がその実践に見て取っていた「前言語的」「前意識的」経験とは、いかなる関係にあるのか、という問いには、次のように応えることができるかもしれない。

詩人は、言葉を生み出す経験において、「言語以前」の存在からそれが生まれてくるのを待つ。つまり、言語以前を志向しているのだ。しかし看護師は、言語以前へと向かっているわけではない。むしろ、患者の状態に促されて応答したり、関心を向けるその志向性が、はっきり自覚する手前の経験に支えられて成り立っている。その次元に関心が向けられるのは、何かがうまくできなかった時、立ち止まらざるを得なかった時である。そこで、経験しているけれども、それとして気づいていない経験へとまなざしを向け返す。しかし、その際に気づかれる経験は、言語以前の経験そのものではない。

このように考えてみると、常に他者であるケアを必要とする者やともに働いている者へと関心を向ける看護職は、詩人が放心しているような状態において世界と出会う、言い換えると、前言語的な存在の次元に浸っているのとは違い、むしろ実践の只中で、世界や他者との出会いにおいて、放心とも言える状態になっている時があるのではないか。

また、谷川さんの詩に触れることは、私たちの存在する水準を言語以前の次元へと導いてくれるかもしれない。それは、「物事の見え方」を別様に変え、さらにはさまざまなものとの接触を、これまで経験してこなかった仕方へと変える経験となるだろう。

しかし、そうした経験をするために詩を読むというのでは本末転倒だ。むしろ偶然に詩と出会い、それを面白がり、不思議な感覚を覚える。それに身を浸す経験の中で世界との関わり方も変わってくる。そんな感じが心地よいと、私は思う。

このように振り返ってきて、突然、浮かんできたことがある。先に「待つこと」という態度が、詩人である谷川さんの「放心」と、看護師である私たちの態度とは違っていると記した。しかし、実はそうとも言えないような気がしてきた。

私は、詩人との違いのほうを、その差異に触発されることを、先入見として持っていた。差異ばかりを強調していたのだ。谷川さんは次のように教えてくれた。言語以前の存在となって待っていると、ある時、「ポコッ」と言葉が生まれてくる、その時の言葉は普通の組み合わせとは違って面白い、と。一方で私は看護師も「待つこと」を大事にしている、と記した。私たちが待っているのは、他者の状態の変化であると。

そうであれば、看護師が待っているのは、他者との間で生まれる応答や変化なのではないだろうか。そこで生まれるのは、「他者とつくる詩」なのかもしれない。私たちはこれまでこの「詩」を「ケア」と呼んできた。

ようやく、谷川さんの詩と出会えたように思った。

（西村ユミ）

私たち人間は言葉なしで生きてゆくのが難しい存在ですが、同時に言葉に縛られて、人間を含めた世界の豊かで深い全体を損なう存在でもあります。西村さん、細馬さんのおかげで〈詩〉と呼ばれる特別な言葉の働きを、実例とともに読者の方々にも感じとっていただければ幸甚です。

（谷川俊太郎）

あとがき

〝一人で〟考えることで思索はできる。が、他人とともに行う〝対話〟には、一人の時とは別の充実がある。本書で試みた対談やインタビュー、ワークショップという複数人での語らいは、予想をはるかに超えた充実を、私に与えてくれた。

宮子さんとの対談では、二人に共通する「からだと哲学」を入口にした。しかし、対話はむしろ違いを浮かび上がらせ、他方で両者に通底する思想が見えてきた。何よりも、それぞれが親しむ哲学者の思想が、各自の人生のあり方と深く結びついていたこと、その結び目を発見できたことに驚いた。

谷川さんへのインタビューでは、言葉の調べを楽しみつつ、言語以前の状態に誘われるなんとも不思議な経験をした。言葉が生まれるのを「待つ」こと、それが、詩においても、ケアにおいても大切だということを再発見できた。谷川さんと西村がともに、部分や個人に原因や責任を帰属させていない、という細馬さんのコメントにも頷かされた。

済生会中央病院の師長さんたちのワークショップは、「電化製品」にたとえた自己紹介が、かれらの個性とそれぞれが引っかかりを残している経験とを結びつけ、笑いや涙とともに捉えなおしが起こるユニークな場を生み出した。そしてそのユニークさを、東さんのコメントから再発見できた。

現象学者のメルロ＝ポンティは「哲学とは己れ自身の端緒のつねに更新されてゆく経験である」と言った。本書で試みた〝対話〟は、まさにこの更新を引き起こし、そこで生み出されたのは経験の新たな意味と自己の「再発見」であった。私たちは、現象学を実践したのだ。

＊

本書は、日本看護協会出版会のウェブサイト『教養と看護』で紹介した内容をもとにしている。いずれも編集者の村上陽一朗さんとともに、看護の〝当たり前〟を問いなおす、いわば現象学的な対話から生まれてきた。素敵な機会を与えてくださった村上さん、ありがとうございました。

二〇一八年九月

西村 ユミ

プロフィール

西村ユミ◉（にしむら・ゆみ）　首都大学東京健康福祉学部教授。日本赤十字看護大学卒業。神経内科病棟での臨床経験を経て、女子栄養大学大学院栄養学研究科（保健学専攻）修士課程、日本赤十字看護大学大学院看護学研究科博士後期課程修了。大阪大学コミュニケーションデザイン・センター臨床コミュニケーション部門助教授および准教授を務める。現象学・身体論を手がかりとしながら看護ケアの意味を探究している。臨床実践の現象学会主宰。著書に『語りかける身体』（ゆみる出版）、『看護師たちの現象学―協働実践の現場から』（青土社）、共著に『遺伝学の知識と病の語り―遺伝性疾患を越えて生きる』（ナカニシヤ出版）などがある。

宮子あずさ◉（みやこ・あずさ）　看護師・作家。明治大学文学部中退後、東京厚生年金看護専門学校を卒業し、東京厚生年金病院（現ＪＣＨＯ東京新宿メディカルセンター）で二十二年間看護師として勤務（内科・精神科・緩和ケアなど）。東京女子医科大学大学院博士後期課程修了。著書に『看護師という生き方』（ちくまプリマー新書）、『訪問看護師が見つめた人間が老いて死ぬということ』（海竜社）、『両親の送り方―死にゆく親とどうつきあうか』（さくら舎）など多数。母は評論家・作家の吉武輝子氏、父・宮子勝治氏はテレビ局報道部勤務を経て、映画『東京オリンピック』（一九六五年）の制作に関わる。

東めぐみ◉（ひがし・めぐみ）　東京都済生会中央病院人材育成センターセンター長代理。日本赤十字看護大学大学院修士課程修了。慢性疾患看護専門看護師として糖尿病患者へのケアに携わり、ケアの方略についての共同研究を行ってきた。また、看護師のキャリア支援の担当者として看護実践の言語化を推進し、経験から学ぶことができる看護師の育成を行っている。著書に『看護リフレクション入門』(ライフサポート社)、共著に『糖尿病診療実践ロードマップ』(南江堂)、『慢性看護の患者教育』(メディカ出版)などがある。また、歌人としても活躍し未来賞受賞、二冊の短歌集を刊行している。

谷川俊太郎◉(たにかわ・しゅんたろう) 詩人。一九五二年に第一詩集『二十億光年の孤独』を刊行。多数の詩集や散文、絵本や童話、翻訳があるほか、「鉄腕アトム」主題歌の作詞など多彩な創作活動を行う。近年は、詩を釣るｉＰｈｏｎｅアプリ『谷川』(ナナロク社ほか)や、郵便で詩を送る『ポエメール』(ナナロク社)など、詩の可能性を広げる新たな試みにも挑戦。「月火水木金土日の歌」で第四回日本レコード大賞作詞賞、『マザー・グースのうた』(草思社)で日本翻訳文化賞、『日々の地図』(岩波書店)で第三十四回読売文学賞、『世間知ラズ』(思潮社)で第一回萩原朔太郎賞、『トロムソコラージュ』(新潮社)で第一回鮎川信夫賞など、受賞も多数。

細馬宏通◉(ほそま・ひろみち) 滋賀県立大学人間文化学部教授。一九六〇年生まれ。京都大学大学院理学研究科博士課程修了(動物学)。発語とジェスチャーの微細な構造を拾い上げることで、人と人とが空間や時間をどう捉え、どのように相互に思考するかを探っている。著書に『浅草十二階——塔の眺めと〝近代〟のまなざし』(青土社)、『絵はがきのなかの彦根』(サンライズ出版)、『うたのしくみ』(ぴあ)、『活動としての文と発話』(ひつじ書房)、『介護するからだ』(医学書院)など。

初出：ウェブサイト「教養と看護」（http://jnapcdc.com/LA）
「私たちが哲学をとおして“再発見”したこと」（2016.9.14／11.2／12.15公開）
「言葉を待つ」（2016.11.14／11.29／12.12公開）
「対話がつくる“生きた経験”」（2017.8.9公開）

看護《かんご》の経験《けいけん》を意味《いみ》づける 対話《たいわ》をめぐる現象学《げんしょうがく》

2018年10月20日　第1版 第1刷発行　〈検印省略〉

編 者——西村《にしむら》ユミ《ゆみ》
発 行——株式会社 日本看護協会出版会
〒150-0001 東京都渋谷区神宮前5-8-2 日本看護協会ビル4階
注文・問合せ／書店窓口：tel.0436-23-3271 fax.0436-23-3272
編集：tel.03-5319-7171 web：http://www.jnapc.co.jp
ブックデザイン・写真・DTP——「教養と看護」編集部
イラストレーション——谷山彩子
印 刷——株式会社 教文堂

 ISBN978-4-8180-2132-7